呼吸の科学

いのちを支える驚きのメカニズム

石田浩司　著

ブルーバックス

装幀／芦澤泰偉・児崎雅淑
装画／大塚砂織
本文デザイン／浅妻健司

まえがき

２０１９年末、中国武漢での流行に端を発した新型コロナウイルス感染症（COVID-19）は、あっという間に全世界に広まり、２０２１年8月現在、全世界で感染した人が2億人以上、死者が４４０万人を超える、パンデミック（世界的大流行）となりました。

新型コロナウイルスは風邪と同様に呼吸器官にダメージを与えます。有名人が肺炎で亡くなったり、酸素吸入を受けたりする姿がテレビで放映されたりと、新型コロナ禍では「呼吸」がクローズアップされるようになりました。

私たちはふだん何気なく呼吸していますが、呼吸ができなくなったり（呼吸不全）、酸素が取り込めなくなったり（酸素不足）することが身近に起こりうることを思い知らされ、あらためて呼吸の重要性が再認識されました。

もちろん新型コロナウイルスに感染していなくても、マスク着用による息苦しさ、外出自粛による運動不足やコミュニケーション不足によるストレスなど、我々の日常生活は激変してしまいました。私の勤める大学でも２０２０年度の前半は、授業や会議はすべてリモートで行われ、学生は登校できず、大学はゴーストタウンと化しました。

そのような自粛生活において、「こころとからだの健康」が注目され、自宅でできる健康法が流行《はや》っているそうです。その中で、手軽にできる「呼吸法」を試した人も多いのではないでしょうか。

呼吸は内臓器官の中で、唯一、意識的に変えることができます。

また、「息が合う」「あうんの呼吸」「息をのむ」「息が詰まる」「息もつかせず」「息を抜く」「息が長い」「息を潜める」……。これらの言い回しは、呼吸とこころやからだが密接に関係していることを示しています。呼吸を変えればこころやからだが変わることが古くから注目され、呼吸法はヨガや坐禅、リラクセーションなど、「宗教」や「健康」とも結びつけられています。さらには、ダイエットになるとか、リフレッシュできるとか、さまざまに存在する呼吸法の宣伝文句には、いろいろな言葉が並んでいます。

では、本当に呼吸法によって、こころやからだにいいことが起こるのでしょうか？　そもそも、呼吸をしている時、体の中で何が起こっているのでしょうか？　また、酸素はなぜ必要で、どのように体で使われているのでしょうか？

2019年、テレビアニメ化で爆発的ヒットとなった『鬼滅の刃』では、「〇〇の呼吸」というものが登場します。これはさまざまな呼吸法を使って身体能力を増し、鬼を倒すということのようです。そこまでは行かないにしても、力が出やすい呼吸法や運動が楽になる呼吸法は、あるのでしょうか？　また、例えばジョギングすると自然と呼吸が大きくなったり、走るリズムと同調してきたりします。それでは、安静・運動時を含め、呼吸はどのようにコントロールされているのでしょうか？

人間は、毎日2万回以上も呼吸を行っています。このとても身近な呼吸ですが、実は、私たちが知らないことがたくさんあるのです。吸った酸素の7割は使われずに肺に戻ってくること、肺で呼吸するといいながら、実はまわりの筋が働いて受動的に行われていること、呼吸の影響で心拍が揺らいでいること……呼吸とからだやこころの関係には、知っていると役立つ話、おもしろい話が山ほどあります。

一方、呼吸の応答動態やその仕組みを知ることで、これまで信じていたことが、間違いだったことにも気づくはずです。この本で基礎的な呼吸の仕組みを知ることで、健康法や健康関連商品の魅惑的な宣伝文句に惑わされず、正しい判断ができるようになっていただけると思います。

私は運動と呼吸についての研究を30年ほど続けてきました。若者、高齢者、病気の人など、さまざまな人の呼吸を、安静時、運動中、寝ている時や低酸素を吸っている時など、いろんな条件で測定してきました。安静時の呼吸でも、人それぞれです。速い人、遅い人、呼吸ペースがバラバラで落ち着きのない人もいれば、安定して一定リズムで呼吸をする人もいます。呼吸パターンを見れば、運動経験や精神的状態、あるいは性格までわかりそうな感じです。呼吸には、その人の人生が反映されているといっても過言ではありません。また、最近、若い人の呼吸が浅く速いということがいわれます。これはなかなか実証できませんが、ストレス社会を反映しているのかもしれません。呼吸は世相をも反映します。呼吸を測れば、いろんなことがわかってくるのです。

私自身、医師ではありませんし、バリバリの理系でもありません。どちらかといえば体育会系です。この本では、複雑な方程式などは出てきませんので、安心して読んでください。ただし、できるだけ、科学的な根拠(論文やレビュー)に基《もと》づいて述《の》べていこうと思います。少し難しい話も出てくるかもしれませんが、自分の体の中で起こっていることです。呼吸を理解することは、自分を理解することにもつながります。この機会に、「呼吸」を科学してもらえたなら幸いです。

呼吸の科学　目次

第2章 体に酸素はなぜ必要なのか

第4章　スポーツと呼吸のいい関係

第5章 呼吸と「こころ・からだ」のいい関係　243

◎本書の「引用・参考文献一覧」は、特設サイトにあります。
https://bluebacks.kodansha.co.jp/books/9784065258583/appendix/

第1章 「呼吸」する時、体ではなにが起きているのか？

「呼吸」は人が生きていくために不可欠なものです。我々はそれが重要であることはわかっていますが、それについて正しく理解している人は、案外少ないのではないでしょうか。

そもそも呼吸とはなにか？　呼吸によってからだはどのように酸素を取り込み、二酸化炭素を排泄するのか？　取り込まれた酸素は、どのように使われるのか？

この章では、安静時の呼吸を中心にしながら、「呼吸」についてマクロな系を基本に、その緻密なメカニズムを紹介したいと思います。

1．人はどのように酸素を取り込むのか

日常生活の中で、私たちは意識することなく自然に呼吸をしています。その回数は、1日に2万回以上、一生のあいだでは6億～7億回も呼吸を行います。

空気中から酸素を体内に取り込み、二酸化炭素を外界に排泄する活動を、一般に「呼吸」と呼んでいます。これとは別に心臓や血管を用いて、血液を介して酸素と二酸化炭素および栄養素

を、体内のさまざまな組織へと運搬するものは「循環」と呼ばれます。

呼吸の役割は、大きく二つあります。

一つは外界と肺（肺胞《はいほう》）との間で空気を出入りさせる「換気」です。これには外界から肺胞まで空気を送り込む「吸気」と、肺胞から外界に空気を排出する「呼気」があります。

もう一つの役割は、肺胞と毛細血管との間で酸素や二酸化炭素をやり取りする「ガス交換」です。

実はこれとは別に、体の組織（筋など）において、毛細血管と細胞との間で行われるガス交換もあります。これは「内呼吸」と呼ばれますが、呼吸器は必要ありません。内呼吸と区別するために、肺胞と毛細血管との間のガス交換を「外呼吸」と呼ぶこともあります。ただし、一般的には、換気と外呼吸を合わせて「呼吸」というイメージになるのだと思います。もちろん、それでかまいませんが、組織でも呼吸（ガス交換）しているということは覚えておいてください。

さて、ここからは一般的な意味の「呼吸」を取り上げ、体内での「空気」の流れを追いながら、呼吸器それぞれの役割を見ていくことにしましょう。

その前に、ひとつ質問をします。呼吸においてもっとも重要な器官とはなんでしょうか？

多くの人が「肺」と答えるのではないでしょうか。実は、それは誤りなのです。

（1）呼吸器官

① 気道は、吸気と呼気の双方向通行

呼吸器官と聞くと、真っ先に肺を思い浮かべると思います。実は、呼吸において重要な役割を果たす器官は、気道と肺胞なのです。肺は気道の一部である気管支と肺胞を包むための大きな袋でしかありません。

では、まず「気道」について見ていくことにしましょう。

気道とは、文字通り空気の通り道のことです。図1左上にあるように、鼻腔または口腔から取り込まれた空気は、咽頭《いんとう》から喉頭《こうとう》へと進み、少し前曲して気管へと送られます。このとき、喉頭には食道と気道を分ける喉頭蓋《こうとうがい》があり、飲食物が気道に入らないようにしています。この働きが悪くなると飲食物が気道に入り、誤嚥《ごえん》性《せい》肺炎などの原因となります。

気管を進んだ空気は、第4～5胸椎あたりで左右2本に分かれます。この先が気管支と呼ばれる部分です。気管支から左右の肺に向かって進むと気道は細くなり、さらに23～25回枝分かれします。ここまでの経路を「気道」と呼び、この先、袋状になった部分を「肺胞」と呼びます。

私たちは、声を出すために声帯を振動させます。この声帯も喉頭にあります。声帯は、吸気時

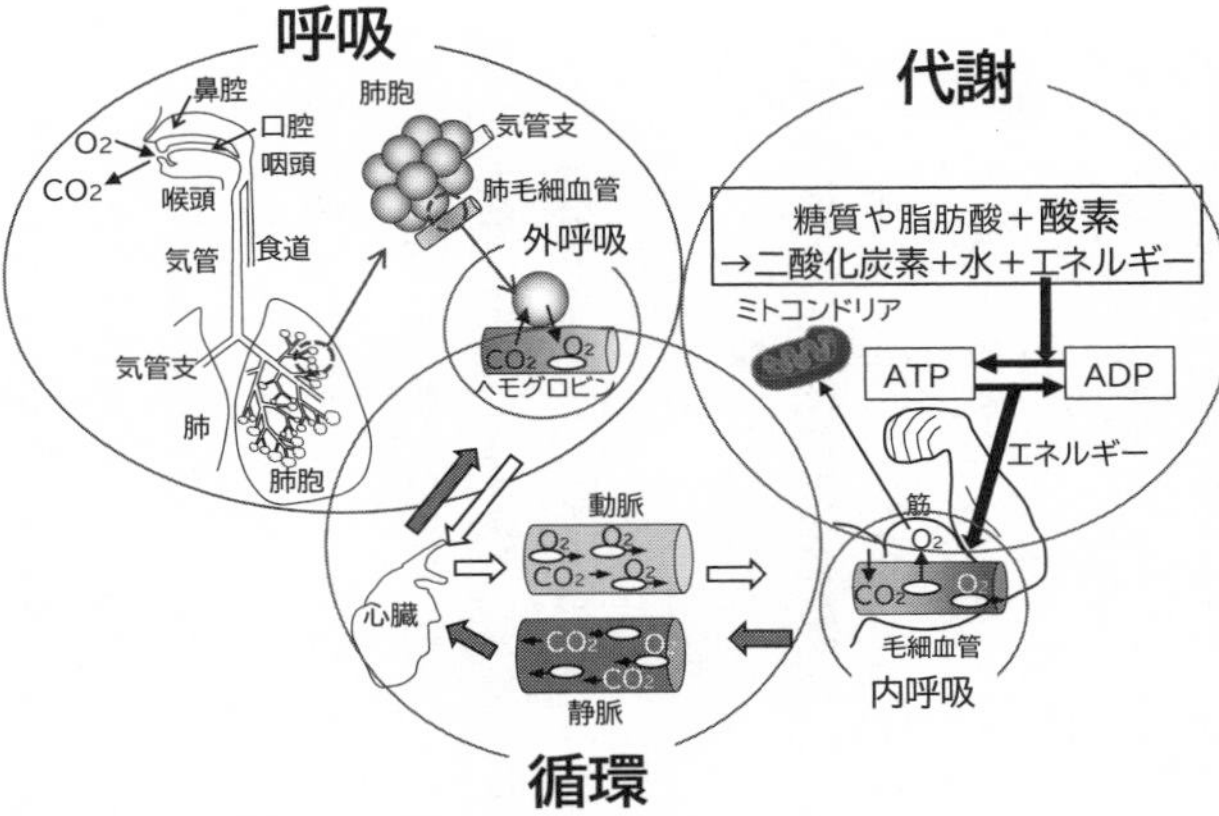

図１．酸素と二酸化炭素の流れ

外界から酸素を組織まで送り、二酸化炭素を外界に吐き出すために、呼吸機能と循環機能を用いる。ATPを再合成するのは代謝機能である。毛細血管と細胞でのガス交換の場所に呼吸器官は存在しないが、ガス交換をしているので、「内呼吸」と呼ばれる。なお、肺の毛細血管は肺の中にあるが、器官上は循環機能に含まれる。

には開いていますが、発声時には適度な強さで閉じ、呼気によって振動して声となります。そのため、息を吸いながらしゃべることができない仕組みになっているのです。

ここで注意することがあります。いま吸気の流れを見ながら説明をしましたが、気道では吸気・呼気とも同じ道を通ります。気道は双方向通行なのです。そのため気道の中では、呼気と吸気が混ざることになります。息をスーッと吸い終わった時点では、まだ気道内にある空気は肺胞に届きません。逆に、フーッと吐き出される呼気によって、せっかく取り込んだ空気まで排出されてしまいます。この分の空気は体内のガス交換に使用されません。そのため、気道の内部のスペースのことを「死腔《しくう》」と呼びます。ただし、死腔（気道）はむだばかりではありません。吸気によって取り込んだ空気を温めたり、湿度を加えたり、さらには急激なガス濃度の変化が起こらないようにする役割もあります。この死腔は重要なので、この先の節でもあらためて詳《くわ》しく説明します。また、気道の表面には「線毛《せんもう》」と呼ばれる細かな突起があります。この線毛には、細菌等の異物を外に追い出してくれる働きもあります。

気管の内径は、成人男性で約2cm、女性で約1・8cm程度あります。気道が細くなると、死腔に存在する空気が減ります。一見、むだがなくなるように思うかもしれませんが、細いと取り込んだ空気を気管支から肺に送るさいの抵抗（気道抵抗といいます）が増えてしまい、呼吸がしにくくなります。

②肺胞は酸素を血液に送る重要な中継基地

次に、取り入れられた空気は、気道からもう一方の呼吸器官である肺胞に送られます。肺胞は、ガス交換を行う重要な部位です。図2の左側に示すように、肺胞は気管支の先にブドウの房のようにかたまっていて、両側の肺で約3億~5億個も存在しています。肺胞をすべて広げるとその表面積は、約70~100㎡もあり、これはおよそテニスコート半面分にもなります。

個々の肺胞は気管支とつながっていて、直径0・1~0・2㎜ほどのほぼ球形をしています。

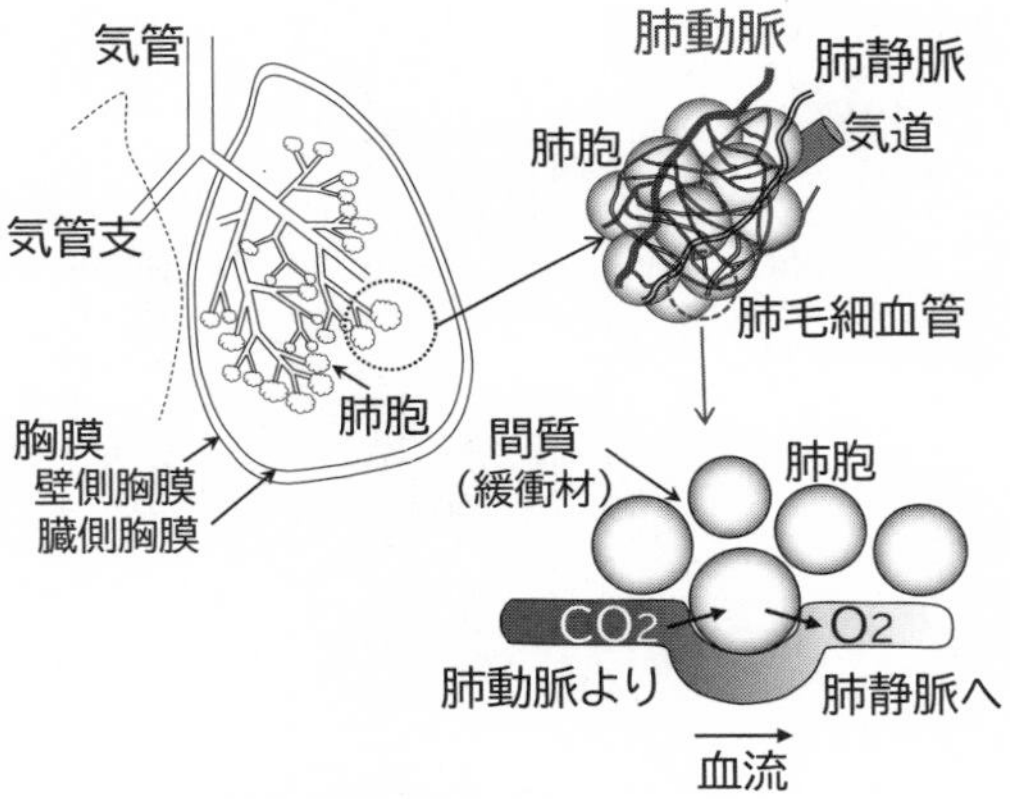

図2．肺と肺胞の模式図

肺は折りたたまれた２つの胸膜に囲まれ、気管支と肺胞および肺毛細血管を包む袋である。肺胞と肺胞の間は間質と呼ばれ、緩衝材の役割を果たし、肺胞と毛細血管が接触するのを助ける。

その内部は「肺胞腔」と呼ばれます。肺胞は外側を肺胞壁で囲まれており、肺胞壁は肺胞上皮という薄く伸展した上皮細胞（０・３㎛以下）からできています。これまで、この肺胞が肺気腫などの病気によって損傷すると再生しないと考えられていました。しかし、現在では、ｉＰＳ細胞を使って肺胞を再生する道が開けてきているようです。

肺胞の表面には、その表面積の半分くらいを無数の「肺毛細血管」が網の目のようにはりめぐらされています（図2右上）。この肺毛細血管を介して、肺胞に送られた空気から酸素が血液中に取り込まれます。

図2の右下に示すように、肺胞上皮と別の肺胞上皮の間には「間質」と呼ばれる弾

力性のある緩衝材のような結合組織があります。肺胞が吸気で膨らむと、この間質が移動し、肺胞と毛細血管がくっつきやすくなります。両者が接触すると、肺胞の内側から毛細血管の内側までの間隔（拡散距離）は、約0・5㎛ときわめて近くなります。この時、肺胞と毛細血管との間に分圧差（濃度差）があれば、酸素や二酸化炭素といったガスは容易に移動でき、体内でのガス交換が行われます。このように、ある器官（この場合は肺胞）から、別の器官（毛細血管）に物質（ガス）が移動することを、生理学では「拡散」と呼んでいます。

　次項でも詳しく解説しますが、この肺毛細血管を流れる血液と肺胞中のガスが接触している時間（≒ヘモグロビンが肺胞のまわりを通過する時間）は、安静時で0・8秒、血流が速くなる激しい運動時で0・25秒ほどです。本当に一瞬の出来事なのです。通常の空気の場合、肺毛細血管と肺胞内の空気（肺胞気といいます）の酸素分圧が平衡になり、これ以上、血液中に気体が溶けない状態になるために必要な時間は0・25秒以内だと知られています。つまり0・25秒以内にガス交換が完了し、酸素は肺胞から毛細血管に移動します。ただし、肺胞内のすべての酸素が移動するわけではありません。激しい運動時でも、呼吸がきちんと行えるのは、このように肺胞が一瞬で、酸素と二酸化炭素のガス交換を行っているからなのです。

③ 肺はまわりを骨や筋で囲まれた袋

ここまで、「肺」の話が出てきませんでした。冒頭にも述べたように、肺はそのまわりを骨や筋で囲まれた、たんなる袋でしかないのです。

前掲の図２の左上に示すように、折りたたまれて二重になっている「胸膜」という膜で囲まれた器官が肺です。また、外側の壁側胸膜《へきそくきょうまく》と内側の臓側胸膜《ぞうそくきょうまく》との間にある「胸膜腔」にあるごく少量の液体が胸水と呼ばれるもので、これは呼吸する、つまり肺が拡大・縮小するさいに潤滑油の役目をしています。

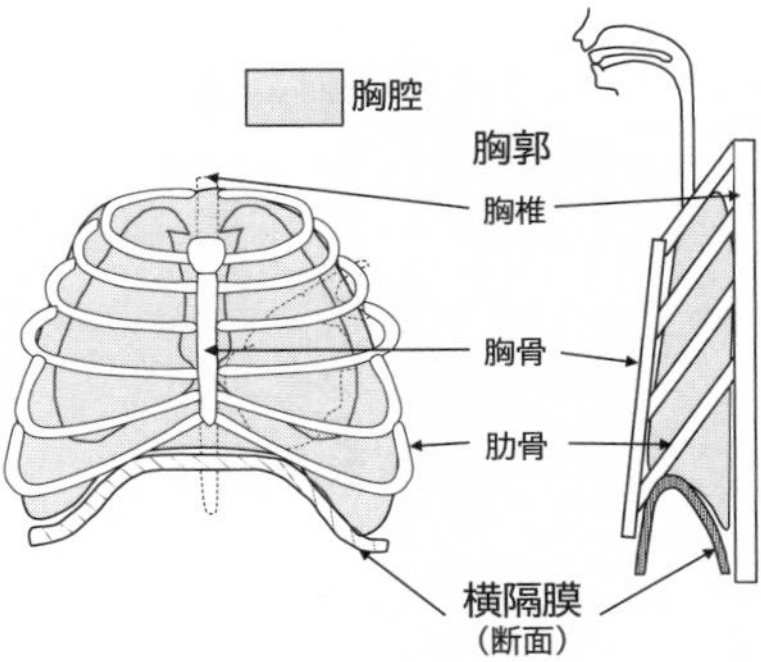

図３．胸郭、横隔膜と胸腔の模式図
肺は胸郭と胸壁でまわりを囲まれ、下は横隔膜で区切られた「胸腔」の中にある。肋骨と肋骨の間は、３層からなる肋間筋がある。

肺は左右２つ（右葉と左葉）あり、左側の肺は心臓があるため少し小さくなっています。

図３に示すように、上部は胸骨、肋骨《ろっこつ》と胸椎の３つの骨格で籠型をした「胸郭」と、それに付着している肋間筋《ろっかんきん》などの筋肉で形成される「胸壁」でまわりを囲まれています。下部は、腹腔との境目にあるドーム型の横隔膜と呼ばれる筋肉で区切られています。胸郭・胸壁と横隔膜に囲まれた内部の空間全体を「胸腔」と呼んでいます。また、左右の肺の間は

縦隔と呼ばれ、ここに心臓や気管、食道があります。

（2）肺拡散

①酸素は肺胞での拡散によって血液に取り込まれる

先ほど説明したように、肺胞から毛細血管に酸素が移動し、逆に、毛細血管から肺胞に二酸化炭素が移動することが、「拡散」ということになります。この原動力は肺胞と血管の間のガス分圧の差です。なるべくたくさんの量のガスが拡散するためには、さまざまな条件があります。表1は、その条件をまとめたものです。

〈1〉肺胞と毛細血管の間のガス分圧の差

	条件	促進要因	阻害要因
1	肺胞と毛細血管の間のガス分圧の差	分圧差大（高圧高酸素）	低酸素環境（高所）
2	肺胞と毛細血管の間隔と透過性	膜が薄く透過性高い（通常は0.5μm以下）	肺炎などによる間質の硬化
3	拡散に関係する面積	広い：正常な肺胞が多い、肺胞換気量大、毛細血管が発達	タバコ、肺炎や虚血性の血管系疾患
4	接触時間（ヘモグロビンの通過時間）	長い（0.25秒以上）	血流速度が速い（長距離選手の激しい運動時）
5	肺毛細血管の血流量	大きい（運動時）≒心拍出量大	循環不全、重力（肺の上方に届きにくい）
6	気体の種類（溶解度、ヘモグロビンとの結合性）	溶解度大（二酸化炭素の場合）	一酸化炭素（酸素よりヘモグロビンとの結合力大）
7	血液の性状	ヘモグロビン量多い（酸素の場合）	貧血

表1．肺拡散に影響する因子

が大きい。

〈２〉肺胞と毛細血管との間隔が狭く、ガス透過性が高い。

〈３〉拡散に関係する面積が広い。

〈４〉接触時間、つまり毛細血管中のヘモグロビンが肺胞まわりを通過する時間が長い。

〈５〉肺の毛細血管の血流量が大きい。


これ以外にも、ガスの種類によって液体への物理的溶解度が異なること（表１の６）も影響します。酸素は水に溶けにくい物質ですが、二酸化炭素は炭酸水があるように、37℃で水への物理的溶解度が酸素の約25倍もあり（実際には分子量の関係で20倍程度）、そのため酸素のほうが二酸化炭素より物理的に拡散しにくいことになります。そこで活躍するのがヘモグロビンです。ヘモグロビンは、赤血球の中に存在するタンパク質ですが、酸素を運ぶ役目をすると聞いたことがある方も多いと思います。酸素は、化学的溶解、つまり赤血球中のヘモグロビンと結合することによって拡散できるので、拡散量は血液性状――赤血球やヘモグロビンの量の影響も受けます。ヘモグロビンの量が多いほど、結合できる酸素が増え、拡散量も増えます。これについては、第２章でも詳しく見ていきたいと思います。

これらの拡散のしやすさを「肺拡散能」と呼び、肺拡散容量というパラメーターで求めます。

この値は人によって差があり、人間ドックなどで実施される肺機能検査で測定できます。実際には、酸素の代わりにヘモグロビンと結びつきやすい一酸化炭素（CO）を用いて測定します。COは、ヘモグロビンとの結合度が酸素より200倍も高く、火事のさい、不完全燃焼によって出てくるCOを多量に吸い込むと、酸素が取り込めなくなる一酸化炭素中毒となる理由は、この結合度の高さにあります。

さて、肺機能検査では、一定濃度のCOが入った混合ガスを思いきり吸い、10秒息を止めた後に、どれだけCOが減った（体に吸収された）かを調べます。例えば、肺炎の患者やヘビースモーカーなどで肺胞の機能が落ちていると、肺拡散容量は低下します。また、加齢によっても低下します。このような場合は、COの吸収は緩やかになります。

この肺拡散容量は運動によって増加することが知られています。これは1分間あたりに心臓から拍出する血流量（心拍出量）が運動で増大するからです。肺への血流も増加し、一定時間に肺に流れてくるヘモグロビンの量が増えることに加え、微小血管や重力の影響がある肺の上端部など、血液が届きにくくなっている部位への血流が増えるためです。そのため、長距離選手の肺拡散容量を調べると、肺血流量増大（心拍出量増大、毛細血管の発達）、ヘモグロビン量の増加などにより、一般人より高い値を示します。

2.「呼吸」を行う驚異のメカニズム

ヒトが生きていくためには「換気」、すなわち息を吸って肺（肺胞）に空気を送り込む「吸気」と、肺から外に空気を吐き出す「呼気」が必要です。では、この換気はどのように行われているのでしょうか？

ここでは、「肺」を動かすためのメカニズムについて見ていくことにしましょう。

（1）呼吸運動

①空気を出し入れするのは肺ではなく呼吸筋

先ほど説明したように、肺胞は薄い膜でできた小さな袋で、肺自体も胸膜という薄い膜でできた袋でしかありません。肺や肺胞には筋肉がないので、自力で大きくなったり小さくなったりすることはできません。図３（21頁）で示したように、左右の肺の上部には籠型をした胸郭とそれを肉付けている胸壁があり、下部は横隔膜によって囲まれています。この空間を胸腔と呼びます。

図４に示すように、密閉された大きな筒の下部にゴムの膜があり、その中に外とつながってい

る管のついた風船が入っているモデルを考えてみてください。

このゴムの膜を下に引っ張ると、筒の容積は増えます。この時、中の風船には陰圧がかかるため膨らもうとします。この風船の膨らむ力によって外につながった管から空気が吸い込まれます。次に、ゴム膜が縮んで元に戻ると、筒の容積は減ります。中の風船には陽圧がかかるので、空気は管から外に押し出されます。

これと同じように、肺が空気を出し入れするためには、まわりの胸腔を広げたり、狭めたりする必要があります。その役割を担っているのが、胸腔下部にあるドーム型をした横隔膜と肋骨の間にある肋間筋で、これらは「呼吸筋」と呼ばれます。

さらに、運動時などに息が上がり呼吸が大きくなると、肩まわりの筋や腹筋群などの筋肉を使ってそれをアシストすることもあります。これらは「補助呼吸筋」と呼ばれます。

つまり、換気とは、呼吸筋と補助呼吸筋を使って、胸腔を拡大・縮小させることによって、受動的に肺（肺胞）に空気を出入りさせること

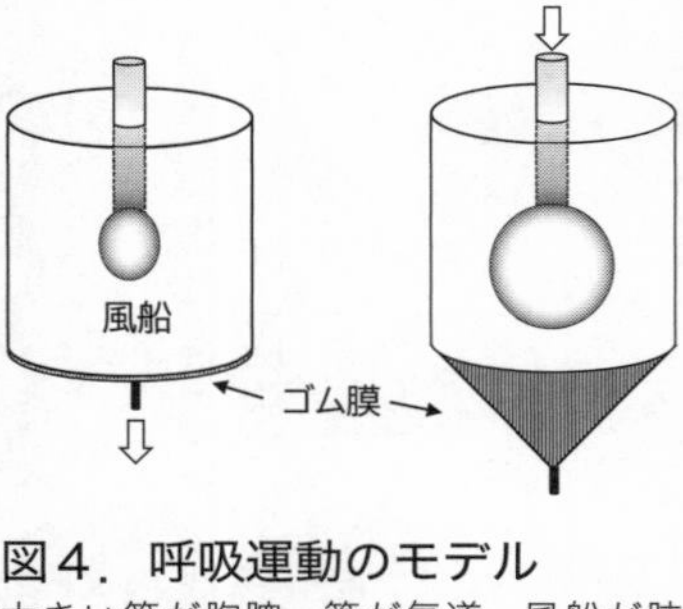

図4．呼吸運動のモデル
大きい筒が胸腔、管が気道、風船が肺（肺胞）、ゴム膜が横隔膜として、風船とつながった管が外に出ている。密閉された筒の下のゴム膜を引っ張ると（横隔膜収縮）、内部が陰圧になり、外から空気を吸って風船が膨らむ。ゴム膜が戻れば（横隔膜弛緩）、風船の空気は外に排出される。

を指します。これを「呼吸運動」と呼んでいます。

図5は、呼吸に関係する筋肉を示したものです。

運動のさいなどに「腹式呼吸」をしてくださいと言われたことがあると思います。腹式呼吸とは、お腹を膨らますイメージの呼吸です。横隔膜の上下運動と腹筋の補助による呼吸のことをそう呼んでいるのです。一方、肋間筋と肩まわりの筋による肋骨の上下運動による呼吸は「胸式呼吸」と呼ばれます。これは、胸を膨らましたり、肩で息をしたりするイメージです。

呼吸運動についてもう少し詳しく、模式図を使って見ていきましょう。ここでは、吸気と呼気、安静時と運動時に分けて見ていくことにします。

まず安静時の吸気ですが、図6の左側のように、呼気終了時点＝吸気開始時点では、横隔膜は弛緩《しかん》して上に凸型のドーム形状をしており、肋骨も垂れ下がった状態になっています。

吸気が始まると、図6の右側のように、横隔膜が収縮して下に向かって胸腔が広がります。この時、補助的に外肋間筋が収縮して肋骨を斜め上に持ち上げ、胸腔を前方に広げます。このように胸腔が広がること

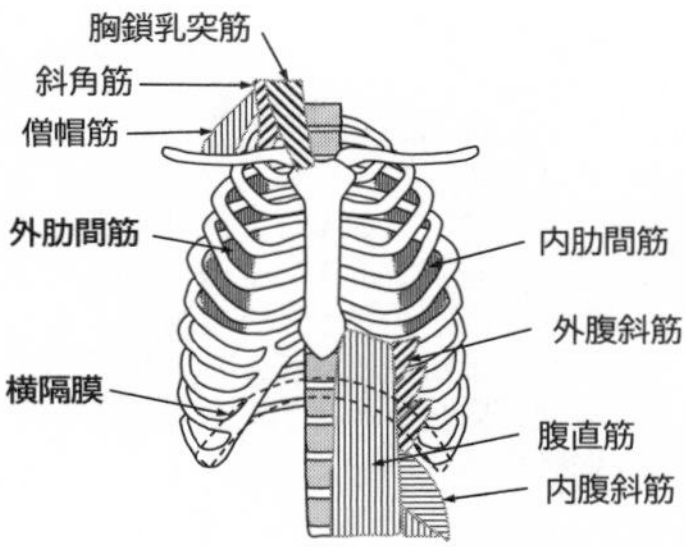

図５．呼吸筋と補助呼吸筋の解剖図

胸郭とそれに付着する呼吸筋・補助呼吸筋を模式的に示したもの。左側が吸息筋、右側が呼息筋である。

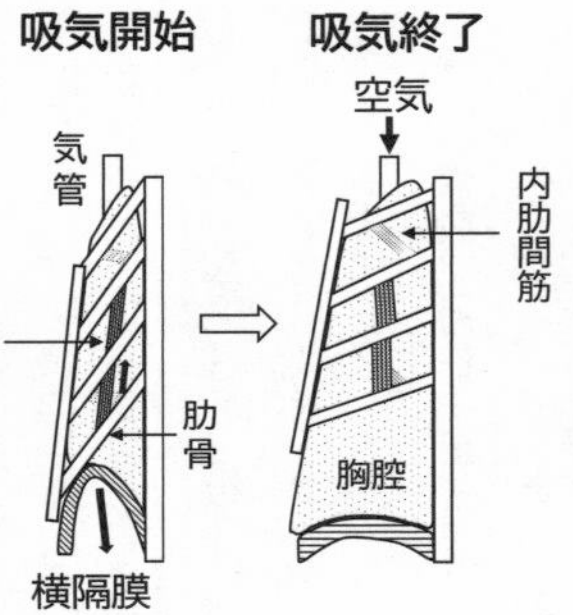

図6. 吸気のしくみ

体の左側から見た図で、吸気時の横隔膜と外肋間筋の動きと、それによる胸腔拡大を示したもの。横隔膜が収縮して短くなると、胸腔下部が下がって胸腔が下に広がり、さらに、外肋間筋が収縮して短くなり、肋骨が持ち上がると胸腔が前に広がる。胸腔が広がると、気管から空気を受動的に肺に吸い込む。

で、胸腔の内圧を陰圧にし、受動的に外気を肺（肺胞）に送り込みます。

激しい運動時には、頸部《けいぶ》（耳の後ろから喉の両脇を通り、首の付け根まで）にある胸鎖乳突筋《きょうさにゅうとつきん》や肩口にある斜角筋《しゃかくきん》、僧帽筋《そうぼうきん》などの補助呼吸筋も働き、肋骨をさらに挙上させます。激しく運動した後などに、肩で息をする、と表現されるのはこれらの筋肉も使っているからです。このように、運動時には胸式呼吸も加わり、より多くの空気を肺胞に送り込んでいるのです。

次に、もう一方の呼気について見ていきましょう。

図7の左側のように、呼気開始時点＝吸気終了時点では、横隔膜が下がり肋骨が上がった状態です。この状態から呼気開始で横隔膜が弛緩し、元の位置に戻ろうとします。この時、胸腔の下部が上昇して胸腔が狭まり、空気を押し出します。また、肋骨を持ち上げていた外肋間筋が弛緩すると、肋骨は自重で下降し、やはり胸腔を狭めます。さらに、伸展していた肺や胸壁の弾性による復元力などにより、胸腔の容積が減少し、肺から空気が外に出て

図７．呼気のしくみ

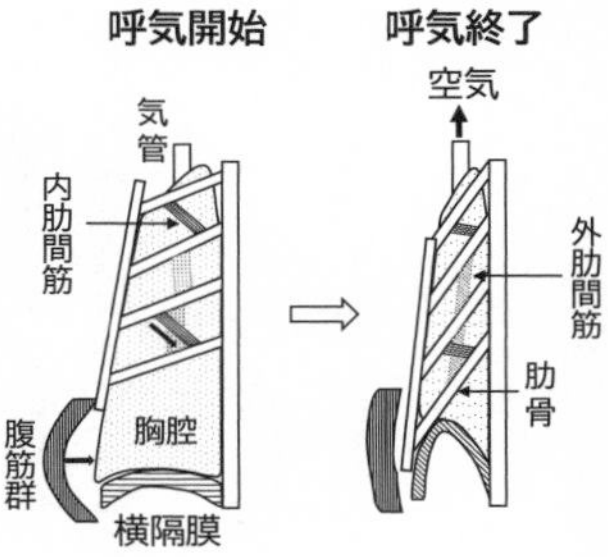

体の左側から見た図で、呼気時の横隔膜と内肋間筋および腹筋の動きと、それによる胸腔縮小を示したもの。横隔膜が弛緩して元に戻ると、胸腔下部が上に上がり、さらに腹筋群が収縮するとそれを強力に補助する。また、肋骨が自重で下がる。運動時は内肋間筋が収縮して肋骨を引き下ろす。それらによって胸腔が狭まり、気管から空気を受動的に外に吐き出す。

いきます。

　このように自重と弾性力によって胸腔が狭くなるため、安静時の呼気に呼吸筋はほとんど貢献していません。しかし、運動時などに呼吸が大きくなると、体は内肋間筋を収縮させて肋骨を強制的に引き下ろします。さらに、補助呼吸筋である腹筋群が収縮することで、腹部を内側に圧迫し、横隔膜が上に戻るのを助けます。

（２）呼吸筋

①生きていくのに大事な横隔膜《ハラミ》と肋間筋《カルビ》

　呼吸する時に働くのは、肺ではなく呼吸筋だということがわかりました。呼吸筋はとても重要な役目をしていますが、詳しく知らない方も多いと思います。ここで、呼吸筋について、詳細に見てみましょう。

　呼吸筋でいちばん重要な働きをするのは、横隔膜です。横隔膜は、安静時には２～３㎜の厚さです。その上部はドーム状にゆるんで、薄い膜のように肋骨の5番目あたりから垂れ下がっています。上奥側は骨に付着していませんが、前は胸骨下部に付着しています。下部は肋骨の下端や背骨などの胸郭に付着しています。

呼吸を司《つかさど》る指令は、脳の呼吸中枢（または大脳皮質一次運動野）から主に横隔神経を通って横隔膜へと送られます。横隔膜は、収縮命令（吸気命令）を受け取ると、筋を収縮させ、骨にくっついていないドームの上部奥がへこみ、平らになります。この時、胸腔が広がり、肺に空気が取り込まれます。この横隔膜は広げると面積が約３００㎠あり、安静時で１〜１・２㎝上下します。横隔膜だけの運動による呼吸では、１回の吸気で約３００〜３６０㎖の空気を取り込むことができます。通常の安静呼吸で肺に吸い込める量（一回換気量といいます）は、成人で４００〜５００㎖になります。このことから、安静時における吸気の70％以上は、横隔膜の収縮で賄っていることがわかります。さらに、最大運動時などでもっとも吸気量が大きくなるとき（最大吸気時）には、横隔膜は10㎝ほど下降し、筋厚《きんこう》は安静時の倍ほどになることがわかっています。

一般的に一つの骨格筋は3種類の筋線維が混ざってできています。

一つは速く力強く収縮できますが、すぐバテて持久性のない白っぽい色をした「速筋線維」。二つ目は、発揮する力は小さいのですが、持久的能力があり、ミオグロビンと呼ばれる物質が豊富に含まれるため赤っぽい色をした「遅筋線維」。三つ目が、速筋線維の中でも持久性にも富む

「中間筋線維」と呼ばれるものです。

焼き肉店で食べるハラミやサガリというのは、実は横隔膜のことなのですが、これは赤身の肉ですね。このことから横隔膜には遅筋線維の割合が多いことがわかります。

この速筋線維と遅筋線維の割合（筋線維組成）は、遺伝的に決まっており、トレーニングで変えることはできません。ただし、持久力トレーニングによって速筋線維内で速筋線維から中間筋線維に変えることは可能です。ヒトの場合、横隔膜の各筋線維の割合（組成）は、遅筋線維が約50％、中間筋線維が約25％、速筋線維が約25％となっています。

横隔膜では、持久性の高い「遅筋＋中間筋」線維が75％あり、さらに毛細血管も発達しています。逆に、力強く速く収縮できる速筋として働く「速筋＋中間筋」線維も約50％あります。

ここで重要なことは、中間筋が速筋としても遅筋としても働けることなのです。この結果、マラソンをしている時のように、長時間、ある程度激しい呼吸を続けることができますし、瞬間的に大きく息を吸い込むことも可能になっています。

横隔膜は24時間働いています（ただし、約半分の時間は弛緩しています）。そのため、肺炎などを発症し人工呼吸器などの呼吸の補助が必要になったとき、器具によって長期間の補助を行うと、この横隔膜が使われず萎縮してしまうことがあります。この場合、自力での吸気が弱くなってしまうなど、機能が低下し、回復が遅れることが知られています。

先ほど焼き肉の話をしましたが、次は、皆さんも好きなカルビと称される、肋骨の間にある「肋間筋」を見ていきましょう。この肋間筋も呼吸筋としてとても重要です。

肋間筋は、三層構造をしています。いちばん外側の外肋間筋は、図6のように、肋骨外面を起点として、肋間を背中側の上からお腹側の下に向かって筋線維が走り、すぐ下の肋骨を終点とします。その下の内肋間筋といちばん下の最内肋間筋は、肋間肋骨の縁に始まり、外肋間筋とは逆に、背中側の下方からお腹側の上方に向かって筋線維が走っており、すぐ上の肋骨に付着します（図7参照）。

この外肋間筋が収縮すると、下側の肋骨の前部が引っ張り上げられ、肋骨が前にせり上がります。この時、胸腔が広がり吸気を助けます。外肋間筋による呼吸は、安静時では吸気全体の30％くらいの働きをしています。

内肋間筋は、呼気のさいに働きます。上部の肋骨を引き下げ、肋骨をたたむ形で胸腔を狭めるように動きます。ただし、内肋間筋は安静時にはほとんど働かず、呼吸が大きくなると働き始めるので補助呼吸筋ともいえます。また、内肋間筋の胸骨側（体の正面側）の一部は、吸気の時に指令が伝わって収縮すると、下部の肋骨を引き上げる吸気筋の働きもします。

この肋間筋は、遅筋線維の比率が60％程度と横隔膜より高く、より持久的な呼吸筋だといえます。

このほかにも、激しい運動のさいなど、大きな吸気が必要な時に、肋骨を持ち上げる働きを助けるものが補助呼吸筋です。これらは図5（27頁）に示したように主に首や肩の近くにあり、胸鎖乳突筋と斜角筋が、その中でもとくに重要な働きをします。大胸筋や脊柱起立筋も多少貢献します。

また、もう一方の補助呼吸筋である腹筋群は肋骨の下部に存在し、6つに割れている腹直筋、斜め上向きについている外腹斜筋、斜め下向きの内腹斜筋および、その下の腹横筋などがあります。これらは吸気では働かず、呼気のさいに、胸腔を直接狭めるのではなく、これらの筋が収縮することでお腹をへこませることにより、横隔膜が上に戻るのを助け、強力な呼気圧を発生させる役割をしています。腹筋に力を入れるとフッと息が漏れるのは、このように補助呼吸筋として働くからなのです。

このように呼吸は、呼吸筋と補助呼吸筋が作用することによって、胸腔が拡大・縮小し行われる運動なのです。

②　呼吸筋の体力測定

呼吸筋も筋肉であるのだから、筋力が測定できてもいいはずです。しかし、普通の骨格筋のように関節をまたいで骨に付着し、骨を動かすことで力を発揮しているわけではありません。また、体の内部にあり、さらに、さまざまな筋が協働して働いているので、一つ一つの筋の力を直接測定することができません。では、どのように呼吸筋の筋力を測定すればよいのでしょうか。

多く用いられているのは、思い切り息を吸ったり、吐いたりした時の口腔内圧の最大値を、圧力計を接続したマウスピースで測る方法（この時、鼻はノーズクリップで留めます）です。これは肺活量の測定機器にアタッチメントを加えるだけで簡便に測定できるので、人間ドックのオプションに入っていることもあります。

この方法では、息をすべて吐いた状態（最大呼気位といいます）から全力で息を吸い、1～2秒間吸う圧力を維持してもらい、その時の吸入圧の最大値を求めます。この値を「最大吸気圧（PImax）」といい、最大吸気筋力の指標とします。この最大吸気圧は、横隔膜の筋厚と相関することがわかっています。これは他の骨格筋でも太いほうが力が出るのと同じですね。

逆に、息を吸いきった状態（最大吸気位）から、全力で息を吐き、1～2秒間その圧力を維持してもらった時の圧力の最大値を「最大呼気圧（PEmax）」と呼び、最大呼気筋力の指標とします。

最大吸気圧、最大呼気圧は、呼吸筋の筋力以外にも、胸郭などの弾力性も加わった、呼吸筋の総合力として測定されます。単位は「cmH_2O」（水柱センチメートルと読みます）で、もともと水銀柱の代わりに水柱を呼吸の圧で最大何cm持ち上げられるか、という方法で測定していたことに由来します。

この口腔内圧による呼吸筋の筋力測定法では、体格（身長と体重）が大きいほど高い値になります。また、性別や年齢の影響も受ける（男女別に、口腔内圧と年齢が相関する）ため、年齢ごとの平均的な口腔内圧を予測する式（回帰式）もあります。

健常男性では各年齢とも呼気筋力のほうが高く、加齢とともに両方の筋力とも低下しますが、とくに吸気筋力の衰えが大きいようです。若年男性の最大吸気圧（ＰＩｍａｘ）が１１０（cmH_2O）、最大呼気圧（ＰＥｍａｘ）が１２０（cmH_2O）程度です。女性は男性の７割程度で、若い時は吸気と呼気の差はあまりありませんが、加齢とともに吸気筋力の方が大きく低下します。また、スポーツの種目別に選手の呼吸筋の筋力を測定した結果では、ウェイトリフティングや水泳の選手では一般人より高いのですが、意外なことに長距離選手の呼吸筋力は必ずしも高いとはいえないようです。この他にも、たばこの煙などの有害な物質を慢性的に吸入していると起こる慢性閉塞性肺疾患（ＣＯＰＤ）などの肺疾患がある人では、呼吸筋筋力は健常人より低く、とくに吸気筋力が低下します。

次に、呼吸筋には持久力も重要です。呼吸筋がすぐに疲労して呼吸が止まってしまっては大変です。この持久力を測定することはできるのでしょうか？

通常、体の持久力を測る時は、軽い運動負荷から漸増的に負荷を上げていき、10分程度でこれ以上運動できない限界（へばると表現します）まで持っていきます。この状態を「最大運動」といいます。しかし、この場合は、主働筋と呼ばれる脚の筋の疲労や心臓の限界が先にくるため、呼吸筋は限界に達していません。そのため、この方法では呼吸筋の持久力は測定できません。

そこで呼吸筋を最大運動の状態にする必要があります、そのため呼吸筋だけを限界まで持っていくように、過呼吸と呼ばれる、呼吸をどんどん激しくして換気量を増やしながら、これ以上呼吸ができないところまで行う方法を用います。

我々の研究グループでは、片山敬章教授（名古屋大学総合保健体育科学センター）を中心に、1回の呼吸で吸ったり吐いたりする量（一回換気量）を一定にして、呼吸の速さ（呼吸数）を3分ごとに速くする方法で、換気（呼吸）をどんどん上げていき、これ以上速くできないところまで呼吸を行う方法で、純粋な呼吸筋の持久能力を測定しました。対象者はなかなか大変ですが、測定中に呼吸しすぎて体内の二酸化炭素が減って起こる過換気症候群という症状を起こさないように、吸気の二酸化炭素の濃度を調整しながら行っています。

このテストでは、持久力の評価として、テストの持続時間（長ければ持久力がある）、および、その時（呼吸筋だけバテた時）の最大の換気量が「最大随意換気量」（ＭＶＶ：Maximal

Voluntary Ventilation）の何％になるかを評価します。この割合が高いほど持久力があるとされます。最大随意換気量は、最初から呼吸だけを全力で、疲労しないよう短時間（12～15秒）行わせた場合の、単位時間あたりの最大換気量のことです。このＭＶＶはその人の換気の最大能力といえます。これも人間ドックで測ることができます。

最大随意換気量（ＭＶＶ）は、年齢、体格（体表面積）、性別の影響を受けますが、健常若年男性で毎分１４０ℓ、女性で毎分90ℓくらいで、持久的な種目の選手は高い値を示します。呼吸筋の持久力が上がれば、激しい全身運動を行っていても呼吸筋が疲労せず、ＭＶＶ近くまで呼吸できるようになります。一般人ではその割合（呼吸筋だけバテた時の最大換気量÷ＭＶＶ）が70％程度となり、これには性差がないことを片山先生のグループでは報告しています。

③ 呼吸筋は激しい運動で疲労し、作業筋と血液を奪い合う

このように、呼吸筋は、骨格筋などの他の筋肉に比べて疲労しにくい筋だといえます。横隔膜はマラソンランナーの脚筋のように持久力を持ち、高い負荷まで疲労しにくくなっています。詳しく見ると、最大運動の80％以上の高強度の全身運動を10分以上、またはそれ以下の強度でも長時間の運動で、初めて吸気筋力低下などの疲労現象が起こるとされています。しかし、やはり筋肉である以上、疲労はします。ここでは、呼吸筋の疲労について見ていくことにしましょう。

呼吸筋を種類別に見ると、主働筋である横隔膜がいちばん疲労しやすい特徴があります。横隔膜が疲労すると、それに合わせて肋骨まわりの補助呼吸筋がどんどん動員され、肩で息をする胸式呼吸が増えます。マラソンの後に呼吸筋力を測ると、最大吸気圧（ＰＩｍａｘ）で16・5%、最大呼気圧（ＰＥｍａｘ）では28%も低下するとの報告があります。ただし、呼吸筋は生命維持に必要な筋なので、あまりバテてもらっては困りますね。

呼吸筋も力を発揮するのにＡＴＰ（アデノシン三リン酸）が分解する時に発生するエネルギーが必要になります。このＡＴＰは、呼吸や運動を理解する上でとても重要なものですので、第2章で詳しく解説します。ここでは、筋肉を動かすために必要なエネルギーの素《もと》だと理解してください。さて、ＡＴＰは筋肉で消費されると、体はその代謝物からＡＴＰを再合成しようとします。この時、有酸素系エネルギー供給機構と呼ばれるシステムを主に使います。これが有酸素運動と呼ばれるものです。

ここで考えてみてください。運動の強度が上がってくると、作業筋は酸素を大量に必要とします。同時に、酸素を送るための呼吸筋にも酸素が必要となります。もちろん、心臓や脳にも一定量が必要です。この時、体の中で、酸素はどのように分配されるのでしょうか。

この状態になると、体は酸素を各組織に送るために、心臓から拍出した血液（心拍出量）を必要なところに優先的に分配します。そのため火急に必要でない内臓や作業していない筋への血流量を減らしているのです。これを血流の再分配といいます。

安静時から中強度の運動までは、呼吸筋では全身の酸素消費量（エネルギー消費量）の3～5％程度しか使用しません。しかし、最大運動では10～15％にも増加し、血流量も最大運動時には、全身の血流量（最大心拍出量）の15％程度が呼吸筋へと分配されるのです。この15％というのはとても大きな数字です。このことからも、呼吸は生命活動においてとても重要であることがわかります。

このように、激しい運動を行っている時には、呼吸筋と作業筋とで血流の奪い合いを起こします。呼吸筋の持久力（有酸素性作業能力）や効率が悪いと、それだけ呼吸筋に血流（酸素）を送らなくてはいけなくなるため、作業筋への血流が疎《おろそ》かになります。結果、作業筋が疲労して運動全体のパフォーマンスが落ちてしまいます。逆に、呼吸筋の持久力が上がり効率がよくなると、その分の血流を作業筋に回せるため、最終的にはパフォーマンスも向上する可能性があります。

④ 呼吸筋は鍛えられるのか？

このように、呼吸筋も鍛えることができれば、筋力や持久力が向上することが期待されます。以前から、慢性閉塞性肺疾患（ＣＯＰＤ）の患者や人工呼吸器をつけている患者などの呼吸機能改善策として、呼吸筋の筋力トレーニングが行われていました。実は、私自身、胸に穴をあける手術をしたことがあります。この時はリハビリのために術後、図8左のような、吸うと小さい球が上がる器具を渡されました。抵抗などはなく、吸気量を増やすためだけの初期段階の吸気筋トレーニング器具です。私は1週間程度の入院だったのでそれで終わりましたが、もう少しトレーニング効果を高めるため、バネなどの力を利用して吸う時に抵抗をかけ、ある一定以上の吸気力がないと吸えないトレーニング器具もあります（図8右の左側）。これは試してみるとファストフード店のシェイクを吸うような抵抗を感じます。

　抵抗を逆にして呼気に抵抗をかけてトレーニングする器具が図8の右端のものです。これには、患者の痰《たん》などを吐きやすくする効果が期待できます。

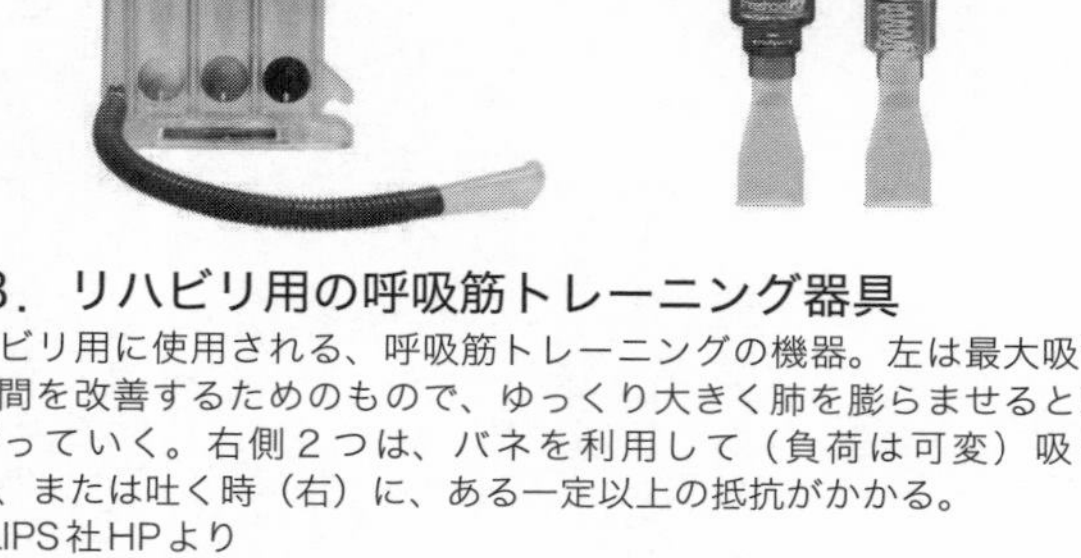

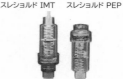

図8．リハビリ用の呼吸筋トレーニング器具

リハビリ用に使用される、呼吸筋トレーニングの機器。左は最大吸気持続時間を改善するためのもので、ゆっくり大きく肺を膨らませると球が上がっていく。右側2つは、バネを利用して（負荷は可変）吸う時（左）、または吐く時（右）に、ある一定以上の抵抗がかかる。
PHILIPS社HPより
https://www.philips.co.jp/healthcare/solutions/sleep-and-respiratory-care/respiratory-drug-delivery

肺機能が低下した患者のリハビリは、吸気筋力を取り戻すことがメインなので、医療現場では吸気の筋力トレーニングが広く実施されています。最近のナラティブレビュー（過去の文献のおおまかなまとめ的論文）や、システマティックレビュー（過去の文献をくまなく調査し、質の高いデータをバイアスを除いて分析し、より正確に統合した論文）から、以下のエビデンスが出ています。

〈1〉横隔膜が萎縮し機能が低下した長期人工呼吸器装着患者に、短時間の高強度の吸気筋トレーニングを実施すると、吸気筋力が向上し、呼吸器からの離脱が可能になる。
〈2〉COPD患者の吸気筋トレーニングにより、吸気筋力や肺容量、肺機能は改善するが、息苦しさや生活の質（QOL）の改善は、呼吸筋トレーニングだけではあまり起こらない。
〈3〉呼気筋トレーニングで呼気圧は増加するが、肺機能や咳《せき》をする機能は向上しない。

つまり、疾患で弱った呼吸の力は呼吸筋の筋力トレーニングで改善されますが、それだけでは、もとの病気が治ったり、QOLが向上したりするわけではないということです。そのため、薬物療法や運動療法などのリハビリテーション・プログラムと合わせて、総合的に実施する必要があります。

⑤呼吸筋トレーニングで持久的パフォーマンスは向上する

習慣的に中強度以上の有酸素運動を実施している高齢者は、全身の持久力が高く、呼吸筋力や横隔膜の筋厚も大きいことが報告されています。つまり、ジョギングなどの有酸素性の持久力トレーニングを積むと、呼吸筋もよく使われるため、呼吸筋の能力が向上する（加齢による低下を抑えられる）といえます。

では、一般の人において、呼吸筋だけをトレーニングすることで、全身の持久力は向上するでしょうか？　一般向けの呼吸筋のトレーニング手段として、呼吸に抵抗をかける器具がいろいろ市販されています。例えば図9左側のように吸気筋力に合わせて3種類の吸気抵抗がかけられる、「パワーブリーズ」という商品名の器具があります。これは吸気に抵抗を負荷するというものです。呼吸筋の持久力、または全身持久力の向上を目指すトレーニングについては、強度や回数、頻度（トレーニング条件）など、さまざまな条件が提案されていますが、一般的には、最大吸気圧（ＰＩｍａｘ）の50％の抵抗をかけて、30呼吸を1日2回、毎日実施する方法がよく用いられているようです。実際、パワーブリーズのホームページ（https://powerbreathe.co.jp/reason/）では、そのようなトレーニングをすると、運動のパフォーマンスが向上することが書かれています。

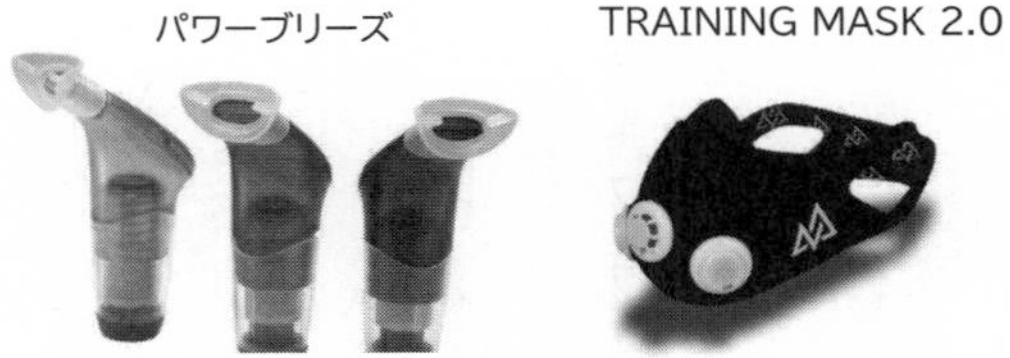

図９．健常人向きの呼吸筋トレーニング用の器具

スポーツ・トレーニング用の呼吸抵抗装置。左側は図８の右側と同様の原理で、吸気筋をトレーニングする。対象者によって最大値が違う３種類の製品があり、それぞれ負荷は可変。右側は吸気バルブにつける弁の穴の数を変えることで吸気の抵抗を変え、さらに呼気を残存させ吸気を軽い低酸素にする効果もあるとしている。

左側：株式会社エントリージャパン社ホームページより
https://powerbreathe.co.jp/products/mechanical/
右側：Training Mask Japan社ホームページより
https://trainingmask.store/

では、安静時だけでなく、運動しながら呼吸に抵抗をかければ、より効果があるのでは？　と思われた読者もいるかもしれません。実は30年ほど前に、ある全国高校駅伝出場校が、四角い布製のマスクをつけて通常と同じトレーニングをしていました。このマスクトレーニングはあまり効果がなかったのか、いつの間にか見なくなりました。現在、新型コロナ禍でマスクをして運動するのは危険だといわれることがありますが、実際はそれほどきついものではないのです（コラム３：１９９頁参照）。

実は、今でもこの発想で、もう少し呼吸に負荷をかけることのできるトレーニング用のマスクもあります。図9右側は「Training Mask 2.0」という、ネオプレンというウェットスーツにも使われる素材でできたマスクの吸気の抵抗を変えることで、運動しながら吸気筋のトレーニングができるというものです。さらに、呼気をマスク内に残存して低酸素状態にすることで高地トレーニングにもなるそうです。

メーカーのホームページ（https://www.trainingmask.com/）にある論文を読むと、データからマスクトレーニングを行うことで、持久的パフォーマンスが上がることがわかります。ただし、呼吸筋の筋力やヘモグロビン濃度は変わっていないので、これらを含めた生理学的指標は向上しにくいともいえそうです。

ここまでは呼吸に抵抗を加えるトレーニング法（抵抗法）でしたが、抵抗をかけずに行うトレーニングもあります。

呼吸に負荷をかけるのではなく、呼吸による換気量を上げた状態、つまり過換気の状態でトレーニングをする「過換気法」というものがいくつか実施されています。これは徐々に呼吸だけを大きくしていき、呼吸筋を高い強度まで働かせるトレーニングです。その結果、運動時の呼吸により近い状態になるといえます。ただし、この方法では二酸化炭素が排泄されすぎて過換気症候群にならないよう、吸気に二酸化炭素を加え、動脈血二酸化炭素分圧を一定に保つ必要があります。そのため、「等二酸化炭素性過換気法」（Isocapnic hyperventilation）と呼ばれています。

この方法については、前述の片山先生と、立命館大学の後藤一成先生、国立スポーツ科学センター鈴木康弘研究員（現・東京経済大学教授）との共同研究で、企業に特注のデバイスを作ってもらい、大学陸上部長距離選手を対象に6週間、トレーニングをしてもらった研究があります。

この実験の結果、この呼吸筋トレーニングをした群（通常の練習も実施）では、呼吸筋トレーニングはせず通常の練習だけをしていた群と比較すると、呼吸筋の持久力が向上するとともに、最大の95％の強度でへばるまでの走時間が延び、運動パフォーマンスが向上しました。もちろん個人差はありますが、このトレーニングの効果は確認されました。

実際、一般の人に対する呼吸筋トレーニングについて、ここ7〜8年ほどの間に4つの精度の高いシステマティックレビューが出されています。それらのレビューによると、抵抗法の呼吸筋トレーニング、過換気法の呼吸筋持久力トレーニング両方とも、一般人およびアスリート（水泳系を除く）の呼吸筋持久力、呼吸筋筋力、および全身の持久的パフォーマンスが向上するということがエビデンスになっています。ただし、ここで注意すべきことがあります。抵抗法の呼吸筋トレーニングの場合、生理学的な全身持久力を示す値（最大酸素摂取量）では、トレーニングの効果は見られないことが多いということです。ここだけ見れば、呼吸筋トレーニングは、全身持久力を高めないという話になりますが、そんなことはありません。呼吸筋が疲労するような激しい運動をした時の運動の持続時間は、呼吸筋トレーニングで延長する、つまり運動成績（パフォーマンス）は上がります。５０００m走のタイムやどれだけ長い時間走れるかといったパフォーマンスは、体力という生理学的資源プラス、激しいトレーニングを積んだという自信や慣れといったものが影響します。つまり、生理学的な全身持久力が変わらなくても、プラスアルファの気分や精神的なものがパフォーマンスに影響するということです。実際、これらのレビューでも、呼吸困難感や主観的な呼吸のつらさが、呼吸筋トレーニングで軽減されることが、パフォーマンス向上の原因である可能性を示唆しています。

以上のことから、アスリートの場合は呼吸筋トレーニングは有用だという結論になります。少しでも効果があるなら、やってみる価値があるかもしれません。ただし、ここで気をつけなければならないことは、差がないということを証明しようとするネガティブな研究は、科学者も手を出しにくく、日の目を見ないことが多々あるということです。また、企業のホームページやシステマティックレビューは、論文の選び方や年代が進めば、結果が変わることもあります。

一般の人の場合は、持久的パフォーマンスを上げるなら、生理学的に見て酸素摂取の制限要因となっている身体資源（体力）から鍛えることが先決です。例えば中強度までの運動なら、主要な作業筋の代謝能力を上げること、最大に近い運動なら心臓を鍛え心拍出量を上げることが大切です。運動成績においては、そこがボトルネックとなり、呼吸には多少余裕があります。そもそも、呼吸筋は24時間活動しており、日ごろから鍛えられているので、トレーニングによる多大な効果は期待できません。全身持久力のトレーニングとして、高い強度の持続走やインターバル・

トレーニングなどを積み重ねれば、脚筋や心臓と同時に呼吸筋も自然に鍛えられ一石二鳥です。呼吸筋だけを鍛えればマラソンが速くなるとは、けっして思わないようにしましょう。

3．呼吸のパラメーター

①　呼吸を測るには

これまでにも少し登場しましたが、呼吸を科学的に検証するためには、さまざまなパラメーターがあります。次章に進む前に、ここで少し紹介しておきましょう。

健康法などとして、世間ではさまざまな呼吸法が紹介されています。これらは呼吸の仕方、パターン、大きさや速さで決まります。

まず、深い呼吸・浅い呼吸といったように呼吸の大きさを表す場合、1回の吸気または呼気で、どの程度の量の空気が口または鼻から入ったり出たりしたのか、ということが一つの目安になります。この1回の呼吸で口や鼻から入る空気の量を「一回換気量」といいます。これをさらに細かく分けると、「一回吸気量」と「一回呼気量」があります。連続した呼気と吸気でまったく同じ量が出入りするとは限りませんが、ある程度の時間（例えば1分間）で平均すれば、一回吸気量と一回呼気量はほぼ等しくなります。

この一回換気量の単位はmℓ、またはℓを使います。安静時、成人男性の平均は約500mℓといわれています。これには体格の影響もあります。また、女性の平均は男性の8割となる400mℓほどになります。この量は加齢とともにやや減少します。

この一回換気量は運動時には増加します。さらに運動の限界に達する（へばる）ところでは1・5〜2ℓにもなり、これを最大一回換気量と呼び、その人の一回換気量の最大値を表します。ここでおもしろいことに、肺の全容量の目安である肺活量は、一般的に3〜4・5ℓありますす。実は最大運動時でも肺活量のすべてを使っているわけではないのです。また、最大一回換気量をアスリートと一般の人で比較すると、アスリートのほうが高い値になります。

次に、呼吸が速い・遅いという場合に、その指標となるものが、1回の呼吸にかかる時間を表す「呼吸時間」です。これは、「吸気時間（吸気開始から次の呼気開始までの時間）＋呼気時間（呼気開始から次の吸気開始までの時間）」で求められます。

呼吸というと、吸って吐くというイメージがあります。また、体内に取り込んだ酸素の量（酸素摂取量）を求めるときには、「吸った空気の酸素量から吐いた息の酸素量を引く」ため、吸気開始を呼吸の開始として、次の吸気開始までの呼吸時間を求めることが一般的です。

皆さんが、呼吸が速い・遅いという時、たいてい呼吸の回数が多い・少ないというイメージがあるのではないでしょうか。そこで、1分間あたりの呼吸の回数を「呼吸数」と呼びます。呼吸数が多いほど速い呼吸をしていることになります。

しかし、呼吸は1分間ずっと一定の間隔で行われるわけではありません。そこで呼吸の速さの変化など、より細かい時間変化を見たい時には、ある1回の呼吸の呼吸時間（秒）を求め、その呼吸を続ければ1分間に何回呼吸するか、「60÷呼吸時間」でその呼吸数を求める方法もあります。この場合、単位は（回／分）、または（呼吸／分）です。20秒で1回の呼吸をしたら、60÷20＝3（回／分）が呼吸数となります。この呼吸数には、男女差があまりなく、一般成人では、安静時で12〜18（回／分）が平均となり、乳幼児と高齢者はこれより速めになります。

この安静時の呼吸の速さ（リズム）を決めているものが、「呼吸中枢」です。この呼吸中枢も呼吸を理解するために重要なものですので、第2章で詳しく解説したいと思います。

呼吸の速さは人によって異なります。また、運動時には呼吸数が増加し、最大運動時には60〜70（回／分）、つまり1秒に1回を超えることもあります。アスリートでは、安静時に呼吸数が少なくなることが知られていますが、実は、最大値は一般の人と変わらないのです。

ここで一つおもしろいデータを紹介したいと思います。

この呼吸時間を構成する「吸気時間」と「呼気時間」の比率には違いがあるのです。安静時の呼気は、呼吸筋が弛緩する、あるいは胸郭などの自重で起こるため、吸気より時間をかけて吐き出すことになり、吸気時間と呼気時間の比率が2：3〜1：2程度になることがわかっています。呼吸が速い（呼吸数が多い）人、あるいは運動時など呼吸が速くなる（＝呼吸時間が短くなる）と、この比率は1：1に近づいていきます。もちろんこの比率は、個人の呼吸パターンによっても多少異なります。

自分の安静時の呼吸数がどれくらいか、一度、リラックスした状態で1分間の呼吸の回数を数えてみてください。できれば、時間を決めて（朝起きたときにベッドに腰かけてなど）定期的に測ってみるといいでしょう。これは健康のバロメーターとして使うこともできるのです。呼吸数がいつもより多いと、疲れているか、病気の可能性などもあります。

では、ここで質問をします。呼吸をたくさんする、または換気を上げるとは、どういうことでしょうか？　一回換気量を多くするということでしょうか、それとも呼吸数を多くするということでしょうか。

これを理解するうえで大事なことは、単位時間あたり（普通は1分間あたり）に、どれだけの量（体積）の呼吸（換気）をするかということです。これは「毎分換気量」、あるいは「分時換気量」と呼ばれます。これにも「毎分吸気量」と「毎分呼気量」があり、両者はほぼ同じ値になります。多くの場合、毎分呼気量を毎分換気量としています。

毎分呼気量を測る方法は簡単で、図10の左上の写真のように、弁のついた2方向（吸気と呼

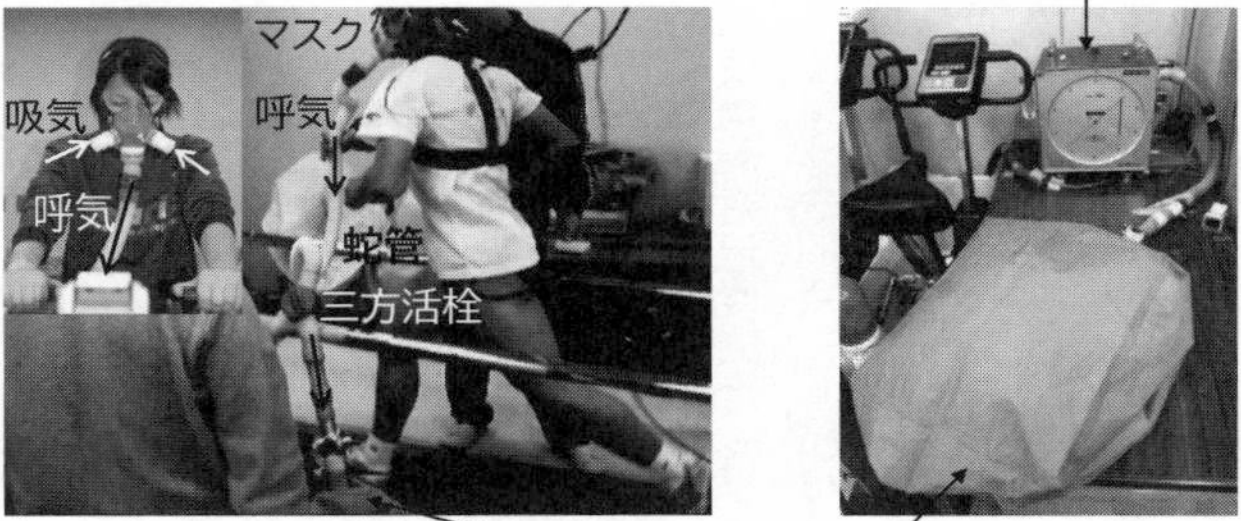

図10. ダグラスバッグでの呼気ガス測定法

対象者は弁のついた2方向（吸気と呼気）の口の呼吸マスクを装着し、呼気側に蛇管をつけ、三方活栓を用いて時間でバッグを切り替えながら、30秒から5分、ダグラスバッグに呼気を貯める。それをガスメーターにつなぎ、換気量を測定する。酸素摂取量も求める場合は、呼気ガス濃度（酸素と二酸化炭素）も測定する。なお、吸気側で室内空気を吸う場合は、室内空気の酸素と二酸化炭素の濃度を測定しておく必要がある。漸増負荷運動でトレッドミルを用いる場合、スピードと角度を上げていく。

気）の口の呼吸マスクをつけ、呼気側の口につないだ管（蛇管）の先にコック（活栓）付きの大きいバッグ（ダグラスバッグと呼ばれます）をつなぎます。一定時間（安静時：3～5分、運動時：0・5～1分）でコックを開閉して呼気を貯《た》め、この量を右側の写真のようにガスメーターで測ります。さらに、その値を測定時間で割って1分あたりの値を求めます。連続的に測定したい場合は、左の写真のような三方活栓を使い、もう一方の先にもバッグをつないでおき、三方活栓を切り替えます。バッグは専用に作られたものがあり、大きさが50ℓから250ℓ入るものまで数種類あります。

この時、測定値について注意しなければ

ならないのは、気体の体積は、気圧、気温、湿度によって変わってくることです。場所や時間が変わると、同じ気体でも、体積が変わってしまいます。そのため、同一条件で比較できるように、統一基準を設けて換算する必要があり、中学校の理科で習った「ボイル・シャルルの法則」を使います。これは気体の状態が変わっても、「(圧力P×体積V)÷絶対温度T」は一定であるという法則です。

$$\frac{P \times V}{T} = \frac{P' \times V'}{T'} \rightarrow V' = \frac{T'}{T} \times \frac{P}{P'} \times V$$

となります。

温度は絶対温度（ケルビン：K＝273＋摂氏の温度）、圧力は（mmHg、正式にはTorr、1Torr＝1mmHg）、体積はリットル（ℓ）です。ただし、これは理想気体にあてはまる式なので、気体に含まれる水蒸気の圧力分を差し引く必要があります。

吐いた息の中には、体温（37℃）に温められた水蒸気が飽和した状態で含まれます。これがバッグに呼気を貯めているあいだに室温まで下がってしまい、測定する時には少ししぼんでいます。そこで、これらの量は、測定時の状態（ATPS）――つまり測定時温度（室温）、大気圧、水蒸気飽和（湿度100％）の状態での体積に対して、体内の状態（BTPS）――つまり

37℃、測定時の気圧で、水蒸気が飽和している状態の体積に換算します。また、吸気のほうは、測定する環境によって温度、湿度、気圧がまったく異なるので、吸気が関係するパラメーター（酸素摂取量など）の場合、標準状態（ＳＴＰＤ）、すなわち、０℃、１気圧（７６０mmHg）、乾燥（湿度０％）の状態で標準化する必要があります。

一定時間バッグに呼気を貯めるこの方法は「ダグラスバッグ法」と呼ばれます。この方法では毎分換気量は正確に測れますが、時間経過が正確にはわからないという欠点があります。

この欠点を補うものが、１呼吸ずつ、その呼吸を１分間実施したらどれだけ換気するか（毎分換気量）を求めるという「ブレス－バイ－ブレス法」と呼ばれるものです。

これは１回の呼吸における一回換気量と呼吸数をかけて求めます。つまり、

毎分換気量＝一回換気量×呼吸数（または60÷呼吸時間）

となり、単位は（ℓ／分）となります。

例えば、吸気開始を０秒とし、２秒で吸って、２秒で吐いたとします（呼吸時間４秒）。この時の吐いた量（または吸った量）が５００㎖だったとした場合、毎分換気量は、０・５×60÷４＝７・５（ℓ／分）となり、その人は７・５（ℓ／分）の呼吸（換気）をしたと考えます。このようにして、１呼吸ごとに一回換気量、呼吸数、毎分換気量を計算することによって、細かい呼

吸の動態を調べることができます。

この毎分換気量は、安静時で6~8（ℓ／分）となります。体格（身長）、性別、年齢の影響を受けますが、トレーニングしてもほとんど変わりません。

また、最大運動時の最大毎分換気量は、一般成人男性で100~120（ℓ／分）、一般成人女性で80~100（ℓ／分）となります。これはトレーニングで増加し、持久系種目のアスリートでは120~180（ℓ／分）にも達し、200（ℓ／分）を超える人もいます。ただし、この値は安静時の最大随意換気量（MVV）より小さいものになります。このことからも、最大運動時においても呼吸には余力があることがわかります。

ここで、皆さんも経験があるかもしれませんが、人間ドックで測定される肺機能検査について簡単に紹介しておきます。

まず、肺活量とは肺の大きさの指標で、体表面積（身長の2乗）が多いほど大きく、男性のほうが女性より多く、加齢とともに低下しますが、持久系種目の選手がより高いというわけではありません。

一般に成人男性で3500㎖、成人女性で2500㎖くらいとなり、性別に身長と年齢による予測式もあります。ここでより重要なものは、測定した肺活量がその予測値の何%かという「パーセント肺活量」です。これは80%以上が正常とされます。80%以下の場合には「拘束性障害」

といわれ、間質性肺炎や肺線維症（肺胞の損傷による線維化）、塵肺《じんぱい》（粉塵が溜まった肺）のほか、呼吸筋とそれに関する神経の異常の可能性があります。

もう一つ重要なパラメーターは、「1秒率」というものです。

これは肺活量の中でも、「努力性肺活量」と呼ばれる、胸いっぱいまで吸って一気に吐くという呼吸での肺活量に対し、一気に強く吐き出した時の最初の1秒間に吐き出された量を比較するもので、

1秒率＝（一気に強く吐き出した時の）1秒間の排気量÷努力性肺活量×100（％）

で計算されます。

単位はパーセント（％）で、努力性肺活量全体の何％が1秒間に吐き出されたかという値です。これは70％以上が正常値となります。70％以下の場合には、「閉塞性障害」といわれ、COPDなどによる気管支炎や肺気腫（肺胞の崩壊）、および喘息《ぜんそく》などで、気管支や肺胞が細く・小さくなっている可能性があります。

②　ゆっくり呼吸したほうが効率はいい

換気量において、もう一つ重要なポイントが、「死腔量」と「有効肺胞換気量」です。

今まで述べてきた一回換気量や毎分換気量や肺活量は、すべて口元で、空気をどれだけ吸ったか、または吐いたかを示す量でした。

吸った空気は、肺胞に届いて初めてガス交換に使われることになります。そのため、役に立たない空気もあります。吸い終わった時（吸気終末という言い方をします。これは呼気開始とほぼ同じと考えていいでしょう）に気道にある空気です。この空気の量が「死腔量」と呼ばれます。吸気が終わった時に気道にある空気は、次の呼気で外に吐き出されてしまい、肺胞で使われないむだな空気になります。その量（死腔量）は、気道の体積とほぼ等しくなり、成人では約150㎖もあります。正確には「解剖学的死腔量」といわれています。

この死腔量には、ガス交換の機能をしていない、例えば、血流のない肺胞や肺炎などにより水が溜まった肺胞があれば、その分も加わります。これらを合わせたものは「生理学的死腔量」と呼ばれます。健康な人では「解剖学的死腔量≒生理学的死腔量」です。

例えば、1回の呼吸で平均的な一回換気量（吸気量）の500㎖の空気が口から入っても、実際に肺胞に届いて有効に働くのは、500－150＝350㎖しかありません。この量を「一回有効肺胞換気量」といいます。

さらに、単位時間（1分間）あたりで見ると、「1分間あたりの呼吸数×死腔量」がむだになることになります。すなわち、外から吸い込む1分間あたりの量である毎分換気量から、その呼吸数×死腔量を引いた分が、「毎分有効肺胞換気量」となります。

毎分有効肺胞換気量＝（一回換気量－死腔量）×呼吸数＝毎分換気量－（呼吸数×死腔量）

したがって、呼吸数が多ければ、それだけむだになる呼吸を多くしていることになります。もし、呼吸の速さを変えても、肺胞に同じだけ酸素を送り込めるよう、毎分有効肺胞換気量を同じにするなら、遅い呼吸のほうが毎分換気量は少なくてすみ、その量を呼吸するための呼吸筋の使用も少なくなります。呼吸筋で使う酸素が減るので、酸素摂取量も少なくてすみます。

このことから、呼吸数が少ない、ゆっくりした呼吸のほうが効率がいいということがいえます。

コラム1　新型コロナと呼吸

２０２０年春からの新型コロナ禍は、我々の生命、社会生活を脅かし、価値観などが根底から崩されました。新型コロナウイルス（SARS-CoV-2）による感染症は、世界的にはCoronavirus disease 2019を略したＣＯＶＩＤ-19と呼ばれています。

この感染症は呼吸器と非常に密接な関係のある病気です。

ＣＯＶＩＤ-19により引き起こされる疾患として、いちばんに問題になるのが「肺炎」です。肺炎とは、肺胞やそのまわりの組織が細菌やウイルスなどの病原体に感染し、炎症を起こす病気で、原因となる病原体によって分類されており、細菌性肺炎、ウイルス性肺炎、マイコプラズマ肺炎などがあります。肺炎でいちばん多いのは、肺炎球菌によって肺胞内で起こる細菌性肺炎です。また、高齢者に多く、気道に飲食物が混入することで起こる誤嚥性肺炎も、結果的に細菌性肺炎が原因であることがほとんどです。

肺炎の症状には、発熱や咳があり、肺胞で「拡散」がうまくできなくなるため、軽労作時などに息切れが見られ、重症化すると呼吸不全となります。

細菌性肺炎の場合には、細菌の進入に対して白血球による防御反応が起こるため、そのさいに出る浸出液が肺胞内に溜まり、拡散を邪魔します。浸出液が治まれば肺胞は元どおり回復できますが、最近ではワクチン（肺炎球菌ワクチン）でも防げるようになってきています。

一方、今回のCOVID-19によるウイルス性肺炎では、ウイルスが強力なため、免疫機能が総力をあげて防御しようとして暴走し、自分自身の体までも攻撃してしまい（サイトカインストームといいます）、肺胞の間質に炎症を起こします。

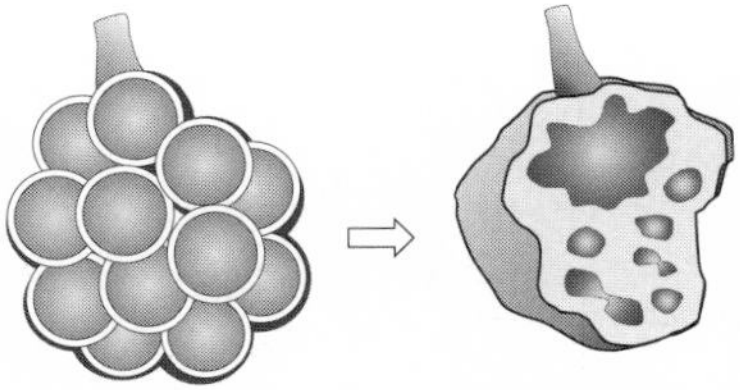

図11．健康な肺胞と間質性肺炎の肺胞の模式図

健康な肺では、１個の肺胞はほぼ球形をして独立しており、肺胞間を間質が緩衝材として埋めている。間質性肺炎では間質が硬化、線維化するとともに、重症になると肺胞の壁が崩れ、肺胞同士が融合することもあり、毛細血管と接触できず、拡散が起こらない状態になる。

図11左側のように、健康な肺では肺胞および間質とも弾力性があり、肺胞と血管が接触しやすくなっていますが、炎症を起こして間質が硬化、線維化すると、肺胞が拡張しにくくなり、毛細血管と接触できず拡散できないため、酸素が取り込めなくなります。さらに重症化すると肺胞の壁自体も炎症を起こして崩壊し、図11右側のように肺胞同士がくっついてしまうこともあります。そうなってしまうと、なかなか正常な肺胞－間質に戻りません。

肺炎が重症化し、呼吸不全が起こった場合、肺での拡散が起こりにくくなっているので、ガス交換の改善と換気増大に対する呼吸筋の仕事軽減を図るために、第一の選択肢として酸素を人工的に吸入させる人工呼吸を行います。これは、軽い症状なら鼻の下にチューブ（鼻カニューレ）を這《は》わせて濃い酸素を吸わせる方法をとり、次の段階では呼吸マスクをつけて、患者の吸息に合わせて陽圧をかけ、酸素を多く含んだ空気を吸わせる方法を行います。

それでも改善しないときや意識がないなど自発呼吸できないときは、マスク、または口から気管に管を入れ（気管挿入）、機械で一定のリズムで陽圧－陰圧をかけ、強制的に酸素を送り込み、二酸化炭素が体内に溜まらないように強制的に呼気を排出させる方法へと進んでいきます。

このように人工呼吸では、あくまでも患者の肺を使ってガス交換しますが、肺の機能が衰え、自力で拡散することが難しくなると、最終手段として「エクモ」が使われます。新型コロナ禍において、この名前を聞いたことがある方も多いのではないでしょうか。

エクモとは、体外式膜型人工肺（ＥＣＭＯ：Extracorporeal membrane oxygenation）のことをいい、患者の体外に設置した人工肺でガス交換を行う装置です。酸素が少なく二酸化炭素の多い静脈血を脚の付け根付近から取り出し、ポンプで人工肺に送り、肺胞膜や血管膜と同様の「膜」を通してヘモグロビンを酸素化し、二酸化炭素を除去した後、再び体内に戻します。通常は、首の静脈にこの血液を戻し、患者の心臓を使って全身に送り出します（これを「Ｖ－Ｖ ＥＣＭＯ」、Venous：静脈、と呼びます）。

さらに症状が進み、心肺停止など、心臓の機能が衰えている場合は、脚の付け根の動脈に血液を戻して、ポンプで血液を全身に送ることもあります。

エクモ自体で肺炎を治すことはできませんが、肺や呼吸筋を休ませ、その間に肺炎の治療にあたることができるので、新型コロナ治療の切り札と呼ばれています。エクモの使用は、血管に太いチューブ（カニューレ）を入れるため技術的に難しく、また、酸素分圧、心拍数、呼吸数など、モニタリングする項目が多いため、呼吸器・循環器の専門の医師が必要となり、さらに訓練された看護スタッフも含めると10人程度スタッフが必要となります。もちろん、機器自体も高価なため、簡単に導入できるものではありません。２０２０年7月現在で、日本では約１４００台のエクモが設置されています。

第2章 体に酸素はなぜ必要なのか

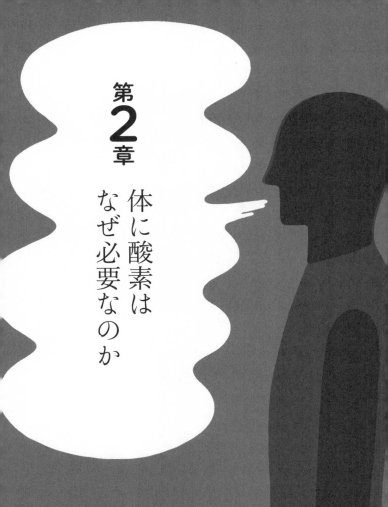

第1章では、呼吸を行う体の仕組みを中心にしながら、体内での「ガス交換」について紹介しました。これは肺胞と毛細血管におけるガス分圧の差によって、酸素が血液中に取り込まれ、不要になった二酸化炭素が肺胞に取り込まれる（ガス交換が行われる）というものでした。

ここでは、肺胞で起こる「ガス交換」のメカニズム、さらに体に取り込まれた酸素が、どのように利用されているのか、その仕組みを詳しく見ていきます。

1．ヘモグロビンと酸素飽和度

①ヘモグロビンは酸素の運び屋である

酸素は拡散、すなわち分圧差で肺胞から毛細血管の中の血液に溶け込みます。そして、酸素を組織に運ぶ役割を持つ「ヘモグロビン」と結合します。酸素と結合したヘモグロビンは「酸素化ヘモグロビン」と呼ばれます。

ヘモグロビンは赤血球内に存在し、鉄を多く含み血液の赤色の元になる「ヘム」とタンパク質の「グロビン」からなります。このヘムに酸素が結合します。

ヘモグロビン1分子は4つの酸素分子と結合する能力を持っています。また、まったく酸素分子がくっついていない状態か、4つの酸素分子がくっついた状態が安定状態となります。

ヘモグロビン1gに、酸素は、理論上1・39㎖結合できますが、不活性なヘモグロビンもあるので実質1・34㎖が結合します。一般的なヒトの動脈血100㎖（1㎗）の中には、約15gのヘモグロビンが含まれています。すべてのヘモグロビンが酸素と結合したとすると、

1・34（㎖／g）×15（g）＝20・1（㎖）の酸素が動脈血100㎖中に存在します。

ただし、ヘモグロビンと酸素が100％結合することは、ほとんどありません。そのため、「動脈血酸素飽和度」と呼ばれる値（通常98％程度）をかけたものが、実際に動脈血に化学的に拡散する酸素量となります。また、大気圧によって物理的に血液に溶け込む酸素が約0・3（㎖／㎗）（全体の1・5％程度）存在します。これらを合わせて、人の動脈血100㎖（1㎗）には、最大で約20・4㎖の酸素を運搬する能力があります。

血中のヘモグロビン含有量には個人差があります。正常範囲は検査機関等によって多少違いますが、男性で約13・1～16・3（g／㎗）、女性で約12・1～14・5（g／㎗）です。

この値が、男性で13・0（g／㎗）、女性で12・0（g／㎗）以下の場合に「貧血」と呼ばれ、運べる酸素の量が減るため、とくに労作時に息切れをします。また、ヘモグロビンの量は加

齢とともに減少するので、65歳以上では男女とも11・0（g／dℓ）以下を貧血としています。

貧血の原因はヘモグロビンの成分である鉄分の不足の場合が多く、鉄分の補給が有効な治療法です。また、持久力トレーニングによってヘモグロビン量が正常値より多少増加します。ただし、練習のしすぎで大量の発汗による鉄分排出や、走行時の繰り返しの衝撃によるヘモグロビン崩壊などにより、ヘモグロビン量が減る場合もあり、これらはスポーツ貧血と呼ばれます。

マラソン選手などが高地トレーニングを行う、という話を聞いたことがあると思います。これは、標高の高い低酸素環境に数日～2週間ほど滞在することにより、体の馴化《じゅんか》によって体内でエリスロポエチン（EPO）という赤血球産生を制御する造血ホルモンの生成が進み、その結果、血液中のヘモグロビンが増加する現象を利用したトレーニングです。ヘモグロビンの量を増やし、酸素運搬能力を上げることで運動能力を引き上げることが目的です。

また、貧血治療用にEPOの遺伝子組換え製剤が開発されています。これを悪用し、手っ取り早くヘモグロビンを増やして持久的パフォーマンスを上げるために、EPO製剤がドーピングに使われることもあります。ただし、ヘモグロビン／赤血球が増えすぎると、血液がドロドロになって血栓ができやすくなるなどの問題もあり、世界アンチドーピング機構（WADA）の禁止薬物に指定されています。

2019年には、低酸素環境になった時にEPO遺伝子の転写（コピー）を促進し、EPOを増産させるタンパク質が「ＨＩＦ」（hypoxia-inducible factor：低酸素誘導因子）であることを解明した研究で、３名の研究者にノーベル医学・生理学賞が授与されました。そのＨＩＦを活性化する貧血治療薬も最近、開発されていますが、これもドーピングの禁止薬剤となっています。

このほかにも、ヘモグロビンを増やす目的で、自分の血液を一旦抜いて冷凍保存し、減ったヘモグロビンをトレーニングで正常に戻した後、取っておいた自分の血液を入れて、ヘモグロビン量を増やそうという方法（自己輸血）もあります。自分の血液を増やすだけなのでドーピング検査で発覚しにくいですが、検査を定期的に実施することで摘発可能になってきています。

このような背景を見ても、酸素と運動能力には密接な関係があることがわかると思います。

② 動脈血の酸素飽和度は、運動をしてもあまり低下しない!?

肺拡散によって、動脈血でどれだけの割合のヘモグロビンが酸素と結びついたかを教えてくれるものが、「動脈血酸素飽和度」（ＳａＯ$_2$：arterial oxygen saturation）です。動脈血を流れる総ヘモグロビンのうち、何％が酸素と結びついているか、

（酸素化ヘモグロビン量÷総ヘモグロビン量）×１００％　という値で表します。

この数値を調べるために、以前は動脈血を採血しなければなりませんでした。そのため測定が大変でしたが、近年は、指先や耳たぶなど皮膚が薄く血管が見えやすい部位に、赤色光と赤外線

を当てて測定する簡単な方法が開発され使われています。ヘモグロビンは、酸素と結合していると赤色を強く反射します。酸素と結合していないヘモグロビンは、光を吸収する性質がありますす。そこで、赤外線を含む赤い光を当て、吸光度の違いから、総ヘモグロビンに対する酸素化ヘモグロビンの割合を測定できる装置が使われています。これが、新型コロナ禍で一般にも知られるようになった「パルスオキシメーター」です。このパルスオキシメーターは、1974年に日本の青柳卓雄氏（日本光電工業株式会社）によって原理が紹介され、同時期にミノルタカメラ（現コニカミノルタ）が製品化したものです。

パルスオキシメーターでの値は、正確には「経皮的動脈血酸素飽和度」（percutaneous arterial oxygen saturation）と呼ばれ、SpO_2と略されます。先ほど紹介した「動脈血酸素飽和度」（SaO_2）は、SpO_2とほぼ同じ値だといえるので、SpO_2を、たんに酸素飽和度ということもあります。ただし、体動や他からの光の影響があったりすると精度が落ちてしまうため、測定環境には注意が必要です。

正常な肺機能の人の場合、通常環境での安静時においては、ほぼすべてのヘモグロビンが酸素と結びつき、SpO_2は96～99%となります。ここで「ほぼ」といいましたが、気管支や心臓自身を循環する血管の中には、健康な人でも動脈と静脈が直接つながっている部分があり、これは肺胞のまわりを通らない血管（シャントといいます）となります。このシャントを通る血流が、全体の1％程度あります。

また、3億個以上もある肺胞の中には、重力の影響などで空気または血液が届きにくい部分があります。とくに肺の上部にありますが、この部分の肺胞には、酸素がきても血流が回ってこない場合があります。逆に、肺胞に酸素が運ばれてこないうちにヘモグロビンが通過してしまうこともあり、換気と血流が一致しないため「換気血流比不均衡」と呼ばれる現象が起こります。

このように酸素と接触しないヘモグロビンがあるため、SpO_2は100％になることは通常はありません。高濃度の酸素（50％以上）を吸入すると、この値が100％になることもありますが、高酸素吸入は活性酸素の増加など、体に有害な影響もあり注意が必要です。このSpO_2の値に性差はありませんが、加齢で少し（数％以内）低下する傾向があります。

また、肺炎などの病気により換気能や拡散能が低下して呼吸不全になり、SpO_2の値が90％以下に低下すると、酸素吸入が必要となります。実は、SpO_2が90％以下になっても、安静時であればほとんど苦しいと感じることはありません。そのため、自覚症状があまりなく、新型コロナウイルス感染症による肺炎を含め、呼吸器疾患の重症度はわかりにくい特徴があり、このパルスオキシメーターは、その点で有用であるといえます。


では呼吸が苦しくなる運動時において、この酸素飽和度はどうなっているのでしょうか？

安静から「よーい、ドン」で最大の40~80%の負荷に固定して運動をする場合を考えてみましょう。このように同じ負荷やスピードを一定時間続ける運動状態を「定常負荷運動」といいます。また、安静やある負荷から次の負荷に階段状に上げることを「ステップ状」といいます。坂道のように連続的に上げる場合は「ランプ状」といいます。

まず運動開始から2~3分でのSpO_2を測定すると、その値は平均で97%から96%程度まで1~2%低下します。これは、先ほど紹介したように正常範囲内(96~99%)にあります。この状態からさらに運動を続けても、それ以降はほとんど低下しません。運動をすると呼吸は苦しくなるのに、酸素飽和度は、さほど変化していないことは意外に感じます。

一方、軽い負荷からどんどん負荷を上げていって(漸増負荷)、10分程度でへばる(運動の限界)まで行う運動ではどうでしょうか。このような運動を「漸増負荷による最大運動」と呼びます。

この場合は、限界の近くでSpO_2が急激に低下し、92%程度まで下がります、しかし、運動をやめると速やかに95%以上に戻ります。鍛えられた持久系種目のアスリートでは、限界ギリギリまでくるとSpO_2が90%を切ることがあります。このような状態は「運動性動脈血酸素不飽和」と呼ばれます。アスリートは心機能が発達していて、最大心拍出量(一分間あたりに心臓から拍出される血液量の最大値)が高いため、速度の速い血液が肺に流れます。一方で、運動時の呼吸数が一般人より少なく、換気量は相対的に少なくなるので、肺胞に新しい空気（酸素）を素早く送り込むことができません。その結果、肺の速い血流速度に肺胞への酸素流入が間に合わず、換気血流比不均衡などが起こり、SpO_2が低下してしまうのだと考えられています。運動中のSpO_2低下はパフォーマンスの低下をもたらしますが、90％を切ったからといって運動できなくなる（へばる）かというと、そうではありません。後で紹介するように低酸素環境での運動の場合、SpO_2が70％近くまで落ちることがありますが、それでも運動を行うことができます。

③　呼吸で取り込まれた酸素の7割は使われていない！

酸素が肺胞で拡散する時に重要なことは、肺胞と毛細血管（動脈血）との酸素の圧力（分圧）差でした。気体の分圧とは、さまざまな成分の気体からなる混合気体において、ある一つの成分で混合気体と同じ体積を単独で占めた時の圧力をいい、「気圧×その気体の体積比」で求めます。

例えば、1気圧＝760mmHgとすると、大気中の酸素の体積比は20・93％なので、760（mmHg）×0・2093＝159（mmHg）がその分圧となります。

なお、圧力の単位はPa（パスカル）を用いるのが普通（SI単位）ですが、水銀柱で測定していた血圧は慣例でmmHg（ミリメートル水銀柱、またはミリメートル・エイチジー）を、生体ガスではTorr（トル）を用いることが多く、この本ではわかりやすいようにmmHgに統一します。1mmHg＝1Torr＝133・322Paです。

ただし、液体（血液中）のガス分圧は少し話が複雑です。混合気体と、ある液体が接すると、各気体が液体に溶け込んでいき（溶解）、各気体でそれ以上溶け込めないところ、つまり平衡状態に達します。具体的にいうと、ある気体Aの分圧が気体の状態で100mmHgだった場合に、ある液体と接して平衡状態になった時、「ある液体中での気体Aの分圧は100mmHgである」と表現します。したがって、大気中の酸素分圧が159mmHgだとすると、それと接して平衡状態になった液体の酸素分圧は159mmHgになります。

気体が液体に溶解する量はその分圧に比例する、というヘンリーの法則を高校の化学で習った方もいると思います。このように液体と気体が混在する体内のような場合は、分圧で考えたほうがわかりやすくなります。

次に、血液中に取り込まれた酸素の使われ方を見ていきましょう。そのためには、この酸素分圧が体内でどのように変化するかを見ていけばわかります。安静時の酸素分圧の変化の模式図が図12左です。

まず、159mmHgの酸素を口や鼻から吸い込みます。気道を通る混合気（空気）には、気

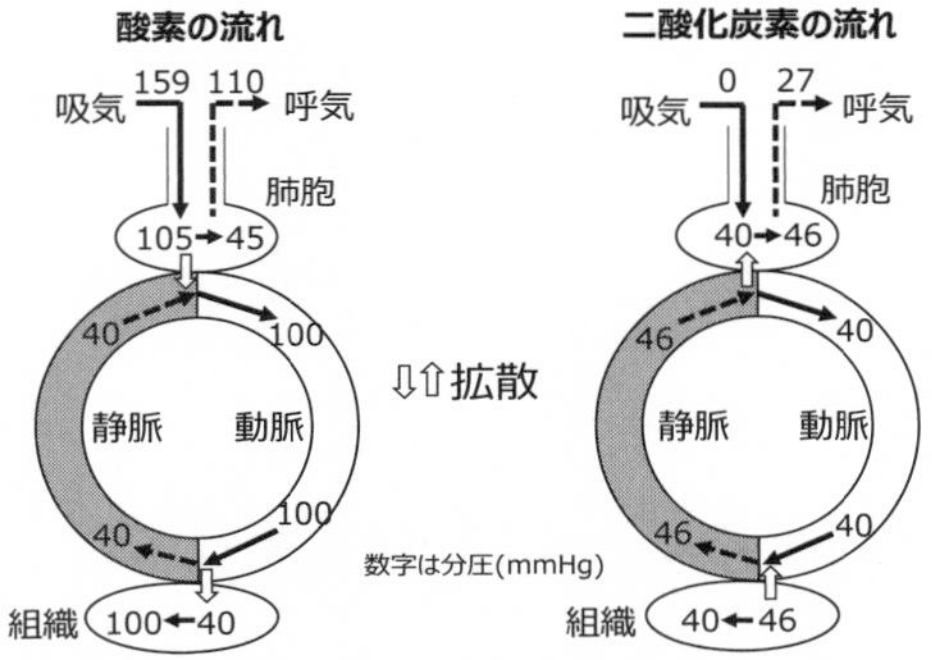

図12. 安静時の酸素と二酸化炭素の分圧の変化

肺胞での気体の分圧は、水蒸気分の分圧（37℃で47mmHg）と、組織からの二酸化炭素の分圧が含まれるため、肺胞気酸素分圧は105mmHg程度まで低下する。動脈血の酸素分圧は、分圧の定義上105mmHgになるはずだが、シャント、換気血流比不均衡、拡散障害などで低下し、健康人でも5～15mmHg下がるので、100mmHgとしている。
二酸化炭素は溶解度が高く、拡散能力は酸素の20倍もあり、少ない分圧差（46-40）でも十分拡散できる。

道内の水蒸気（これは気体ではありません）の圧力が加わります。そのため、肺胞に到着した混合気の圧力は、大気圧から体温での水蒸気圧（約47mmHg）を引いたものが、その圧力になります。また、肺胞には組織から送られてきた二酸化炭素が存在し、酸素に対して一定の比率で交換されるため、その分圧を差し引く必要があります。この比率が「呼吸商」と呼ばれるものです。呼吸商は、二酸化炭素排泄量を酸素摂取量で割ることで求めることができ、体内でどのような割合で栄養素が使われているかを見るときなどに使われます。運動時は呼吸商のことを呼吸交換比と呼ぶこともあります。

以上のことを式で表したものが、肺胞気

式と呼ばれるものです。

肺胞気の酸素分圧＝（気圧－47）×吸気酸素濃度－動脈血二酸化炭素分圧÷呼吸商

結果、肺胞での酸素分圧は105mmHg程度（範囲：100〜105mmHg）になります。組織から戻ってきた肺毛細血管の血液中には、酸素がおよそ40mmHg残っているので、分圧差で肺胞の酸素は動脈に溶け込みます。そして、平衡に達すると、先ほどの液体のガス分圧の話を当てはめると、動脈血の酸素分圧は105mmHgとなるはずです。ただし、肺胞気と血液が直に接していないので、100％拡散が起こるわけではなく、健康な人でも動脈血酸素分圧は肺胞気酸素分圧より5mmHg以上低くなり、だいたい100mmHg（成人の正常値は90〜100mmHg）となります。22頁の表1にあるような拡散の阻害要因（拡散障害）があると、さらに低下します。例えば、加齢で肺の間質が固くなるため、高齢者では80mmHg程度になることもあります。間質が崩壊する新型コロナ肺炎では、60mmHg以下になります。なお、安静時の動脈血酸素分圧は一般人と運動選手での差はなく、また、性差もありません。

「死腔」には、使われなかった空気が残っています。この空気の量が「死腔量」でした。また、息をフーッと吐き続けたとき、死腔量を超えた最後の方の呼気のことを「呼気終末」といいます。呼気終末では、肺胞の二酸化炭素が気道内の残気で薄まらずにそのまま出てくるので、

「肺胞気二酸化炭素分圧≒呼気終末二酸化炭素分圧」

となります。

呼気終末二酸化炭素分圧は、呼気ガス分析装置で測定することができます、また、先ほどの液体のガス分圧の話から、動脈血中の二酸化炭素分圧は、肺胞気二酸化炭素分圧（≒呼気終末二酸化炭素分圧）にほぼ等しいという関係も成り立ちます。この動脈血二酸化炭素分圧は、安静時などの普通の呼吸をしている場合には、約40mmHg（正常値の範囲：35〜45mmHg）で、男性が1〜2mmHg高めで、加齢による差はありません。

先ほどの図12を見てください。ヘモグロビンと結びついた（1・5％程度は血液に溶解した）酸素100mmHgは、肺静脈から心臓を経由して動脈に入り、体の各組織に運ばれます。組織へと運ばれた酸素は組織内のミトコンドリアで使われます。そのため各組織の酸素分圧は、数mmHg程度まで低下しますが、組織の細胞周囲の酸素分圧は20〜30mmHg、組織の毛細血管近くでは40mmHg程度になっています。動脈血の100mmHgとの圧力差60mmHg分の酸素を組織に放出し、残りの40mmHgが静脈血となって、心臓を経由して肺に戻っていくのです。この時の、静脈血の酸素飽和度は約75％となります。つまり肺で酸素と結びついた動脈血のヘモグロビンは、組織ですべての酸素を渡すのではなく、25％しか使わず、残りの4分の3は使わなかった酸素をくっつけたまま、静脈を通って肺に戻っているのです。その結果、実は肺胞で新しく酸素と結びつくヘモグロビンは25％だけなのです。外界から肺胞に送られてきた酸素の大部分（7割程度）は、呼気として外界に戻されているのです。

こうしてみると呼吸にはずいぶんむだがあるように思われがちですが、そうではありません。体の中ではこれだけの余裕を持って、酸素が行き来している（酸素を血液に貯めている）ということです。呼吸を止めて数秒で窒息してしまっては、生命活動を続けることは難しいですね。

④ 体内の酸素貯蔵庫「ミオグロビン」

体内には、ヘモグロビンのほかに「ミオグロビン」という酸素貯蔵庫も存在します。ミオグロビンは、骨格筋や心筋などの筋内に存在し、酸素と結合して代謝に必要な時まで酸素を貯蔵してくれます。また、毛細血管からミトコンドリアまで酸素を運搬する働きもあるとされています。ミオグロビンには、ヘム鉄でできたヘモグロビンに似たタンパク質があり、いわゆる「赤身」のもとになります。

運動時などヘモグロビンからの供給だけでは酸素が足りなくなった時や、さらには運動開始直後で、まだ肺での酸素の取り込みが進んでいない状況では、このミオグロビンが貯蔵していた酸素を放出して、ミトコンドリアに供給しています。この貯蔵＋移動中の酸素があるので、組織のミトコンドリアのまわりには、常に酸素が一定以上（20～40mmHg）存在しているのです。そのため、拡散が行われる毛細血管のまわりの酸素分圧が20mmHg以下になることは、高度5500m以上の超高所（extreme altitude）以外はありません。また、クジラやイルカなど水中に長時間潜れる哺乳類には、ミオグロビンが豊富にあります。しかし、人間にはそれほど多くなく、またトレーニングなどによって増やすことができないことも知られています。

ミオグロビンは、安静時では、ほぼ100％が酸素と結びついて満杯状態となります。そのため、たくさん呼吸しても酸素はそれ以上、体内に貯められないのです。

このように、せっかく吸気で肺胞まで105mmHgの酸素を送り込んでも、ヘモグロビンと結びつけなかった酸素45mmHgは、呼気で肺胞から呼出されます。この使われなかった酸素は、気道内で吸気とも混じり、最終的に呼気の中には、安静時で約110mmHg、濃度でいうと16～18％前後の酸素が含まれていることになります（図12左参照）。

吸気の酸素濃度から呼気の酸素濃度を引いた差分（酸素摂取率ということもあります）は、安静時で21％－17％＝4％程度、運動時でも呼気の酸素濃度はそれより1～2％低くなるだけなので、差分は5～6％にすぎません。運動時には体内で多くの酸素が必要になります。この濃度差分では必要な酸素を賄えなくなってしまいます。そこで、生体は酸素を組織に運ぶ回数を多くする、つまり、単位時間に組織に送る血流の量を増やすことで、組織が必要とする酸素の量に合うように調整します。わかりやすく書くと、心拍出量を増やすと同時に、1分間あたりの換気量も増やすことで、単位時間あたりにたくさんの酸素を肺胞から組織に送り込んでいるのです。つまり濃度・分圧では不足してしまう酸素を、量（回数）で補っているということです。

結果として、運動をしたときに心拍数が速くなり、呼吸が激しくなります。私たちは当たり前だと思っていることですが、体は生命を維持するためにこのような緻密な調節をしているのです。

⑤ 酸素とヘモグロビンの結合度は、環境に左右される

酸素とヘモグロビンの関係を知るうえで、重要なグラフがあります。図13に示す「酸素解離曲線」と呼ばれるものです。これは、横軸に酸素分圧（mmHg）、縦軸に酸素飽和度（%）をプロットしたグラフで、酸素分圧が独立変数（原因）で酸素飽和度が従属変数（結果）になります。このグラフから、体内で酸素分圧がいくつの時に、ヘモグロビンは酸素とどれくらいくっついているかがわかります。

このグラフを見ると、ヘモグロビンと酸素の結合度は、酸素分圧と比例するのではなく、S字状（またはシグモイド状）に変化していることがわかります。

まず、実線で示した標準状態を見てみましょう。これは、動脈血二酸化炭素分圧が40mmHg、pH7・4、体温37℃という安静・常酸素環境（平地）での結果です。

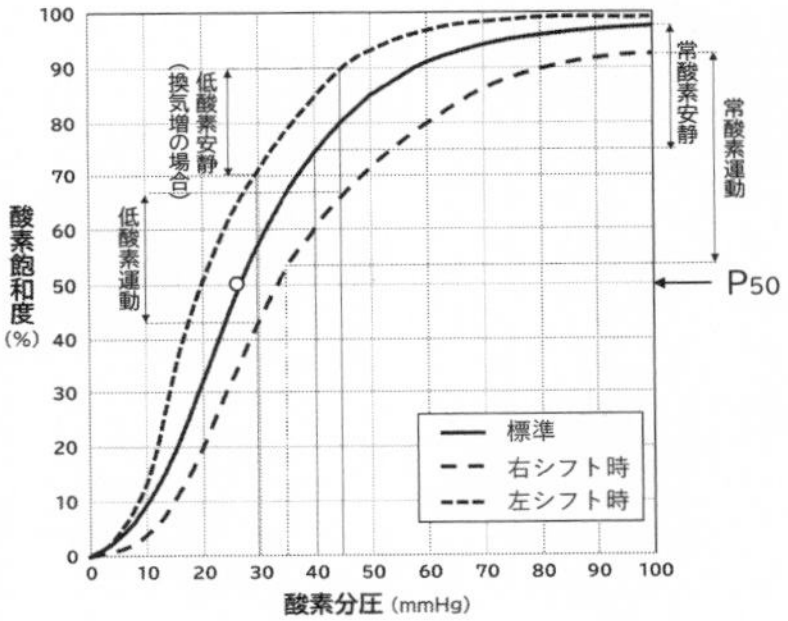

図13. 酸素解離曲線

酸素の分圧がある値の時に、ヘモグロビンが何％酸素をくっつけているか（酸素飽和度）を示したグラフ。標準とは二酸化炭素分圧40mmHg、pH7.4、体温37℃のときである。点線や破線は、二酸化炭素濃度など環境条件が変化した時に、酸素を結びつける能力が違ってくることを示し、条件によってその左右のシフトの程度は変わる。

動脈血酸素分圧１００mmHgの時、酸素は98％程度ヘモグロビンと結びついていることがわかります。

それでは、酸素分圧が平地の80％程度となる２０００m級の山頂では、どうなるでしょうか。少し低酸素になった場合の肺胞気酸素分圧は、前項で紹介した肺胞気式から求めることができます。

結果をいうと、これは70mmHgになります。さらに先の動脈血酸素分圧は、先ほど説明したように、それより5mmHg低い65mmHgに低下します。

では、グラフの酸素分圧65mmHgの酸素飽和度を見てみましょう。酸素と結びついているヘモグロビンは93％程度あります。つまり、酸素が多少薄くなっても、酸素飽和度はほとんど低下せず、肺胞から多くの酸素を組織に送ることができるのです。これは前述のように、ヘモグロビン分子が、酸素分子４つと結びつくことで安定状態になるため、多少の低酸素状態でも酸素を取り込むことができるからなのです。

一方で、血液が組織の毛細血管のあたりに届くと、この毛細血管近くでの酸素分圧は40mmHgなので、酸素飽和度は75%となります。結局、安静状態での常酸素環境では、98－75＝23%分の酸素が組織で放出されます。

グラフからわかるように、酸素分圧が60mmHg以下になると、急激に酸素飽和度が低下します。これは、酸素分圧が40mmHg以下になる組織で、ヘモグロビンが多くの酸素をはなすことができることを意味します。これもヘモグロビン分子1つと酸素分子の4つの結合のうち、1つでもその結合が切れると、次は酸素分子と結びつかないことが安定状態になるために、すべての酸素をはなす性質によるものです。

このように、呼吸には、多少の動脈血酸素分圧の低下でも、90%以上の酸素飽和度を保ち、酸素分圧が大きく低下している組織では、多くの酸素を放出することで、生命活動を維持するシステムがあるのです。ただし、肺炎等で動脈血酸素分圧が60mmHg以下になると、急激に酸素とヘモグロビンが結びつかなくなり、酸素供給能力が低下します。

では、運動時の場合はどうなるのでしょうか。

実は、この酸素解離曲線は、条件が変わると左右にシフトします。

例えば、体温が上昇したり、血中の二酸化炭素の濃度が高くなったりすると、この酸素曲線は右に移動し、破線のようになります。これは、血液のpHが7・4から低下（酸性化）する時にも起こります。

この変化の程度は、酸素濃度や温度（体温）に依存し、また人によってもその応答は異なります。その程度を見る指標として、酸素飽和度が50％の時の酸素分圧の値を見ることがあります（これを「P_{50}」と表します）。

もう一度、図13を見てください。標準状態のP_{50}は27mmHg程度（実線上の白丸の点）になります。

右シフトの例ではP_{50}は34mmHgになります。これは二酸化炭素によりヘモグロビンと酸素の結合度が低下するために起こる現象です。これは１９０３年にクリスティアン・ボーア（Christian Bohr）というデンマーク人によって明らかにされ「ボーア効果」と呼ばれています。

また、赤血球内には「2,3 DPG（Diphosphoglycerate）」という、ヘモグロビンと結合しやすい物質が存在し、これが酸素とヘモグロビンの結合を調節しています。

この物質が増加すると、やはり酸素解離曲線は右にシフトします。2,3 DPGは一過性の高強度運動時（最大の70～１００％の強度）、持久力トレーニング、低酸素環境（高所）での滞在や高地トレーニングで増加することが知られています。ただし、その変化が酸素解離曲線に影響を与えるのに数時間以上の遅れがあるので、実際の運動時には2,3 DPGはあまり変化しておらず、ほとんど解離曲線に影響しないともいえます。

強めの運動をした場合には、体温が上がり、二酸化炭素が増え、体内が酸性に傾くので、酸素解離曲線は右に移動します。

酸素解離曲線が右にシフトするということは、酸素とヘモグロビンの親和性の低下を意味し、肺胞での両者の結合度は少し低下します。しかし、ヘモグロビンは酸素を切り離しやすくなるので、たくさんの酸素を組織に送れることになります。運動時には、肺に戻る静脈血の酸素飽和度が、安静時の75％から50％程度に下がりますが、換気量も増えているので、呼気の酸素濃度は14～16％ほどあります。また、持久力トレーニングによって酸素解離曲線が右シフトすることが明らかになっていますが、これは2,3 DPGが増加するためといわれており、運動に適した状態になっています。このように酸素解離曲線がシフトすることは、体内の状態が変化しても、安定して酸素を供給できるシステムがあると考えることができるでしょう。

このシフトにおける性差や加齢による影響は明らかではありません。

なお、逆の条件（体温低下、pH上昇、二酸化炭素濃度低下、2,3 DPG低下）の場合は、酸素解離曲線は左に移動し、点線のようになります。この場合は、酸素とヘモグロビンの結合度（親和性）を上げ、肺胞での酸素の取り込みを高める（組織で酸素をはなしにくくなる）ことになります。

⑥ 富士山頂では酸素飽和度が80％程度まで落ちる

高所に行けば行くほど、その気圧低下から酸素は薄くなります。ただし、2500m以内なら酸素飽和度は平地とそれほど変わらず90％以上あります。日本のスキー場でいちばん標高の高い志賀高原の横手山でも2300m程度なので、それほど空気が薄いとは感じないと思います。

しかし、これが2500mを超えると変わってきます。例えばバスで行ける最高地点の乗鞍岳《のりくらだけ》の畳平《たたみだいら》は標高2700mですが、酸素飽和度が90％を切り、組織の酸素分圧が多少低下するため、少し速く歩くと息が切れます。脳の酸素も不足して、眠くなる人もできてきます。

では、ここで問題を出しましょう。富士山頂（標高3776m）での酸素濃度は、平地に対してどれくらいかわかりますか？

15％？　12％？　でしょうか。いいえ、酸素濃度は平地と同じ20・93％です。

なぜなら、気体の濃度は、ガスの組成、つまり体積比で表されています。これは酸素量ではなく、酸素濃度とした引っかけ問題なのです。ガスの組成自体は変わっていません。

さて、平地（標高0m）での空気は、通常、一定体積内に酸素が20・93％、二酸化炭素が0・04％程度を含み、残りはほとんど窒素です。平地では上空（大気圏内）からの空気の重さが加わっていますが、高所になると上からの空気が減るため、圧力が減り（気圧が下がり）、一定体積中に含まれる空気の絶対量は減ります。

富士山頂では、気圧は標高０ｍの64％程度になるので、酸素の絶対量も、平地の64％程度となり、（平地での空気の一定体積×20・９３％）×０・６４＝平地での空気の一定体積×13・４％の低酸素状態になっています。ただし、体内の空気は水分を含み、37℃での飽和水蒸気圧を除いた分圧で考える必要があります。結果、12・９％となります。つまり12・９％の乾燥した低酸素を吸うと、体内では富士山頂と同じ酸素環境になるのです。

では、実際に富士登山での動脈血酸素飽和度は、どれくらいになるでしょうか？

低酸素によって換気が増える大きさは、人によって異なり、したがって、酸素飽和度も人によってかなり異なります。富士山頂の安静時での酸素飽和度は、平均が82％程度で、90％以上の高い人から70％以下と非常に低い人まで、バラバラだという報告があります。また、登行《とこう》中は酸素をより多く消費するので、理論的には、10％ほど酸素飽和度が下がります。

図14を見てください。７名の中高年（平均63歳）の富士登山中のSpO_2の変化の平均値と標準偏差を示したものです。SpO_2のグラフはギザギザしています。これは富士山では１合≒１５０ｍ上がる（40分～1時間）ごとに休憩するので、下がった時が登っている時になります。

このグラフからわかるように、登行中は先ほど推定したように酸素飽和度が10％程度低下し、標高が高くなるほどより登行中の酸素飽和度が下がります。また、最低値では70％くらいになっています。これは、病院では酸素吸入が必要になるほどの緊急事態なのです。

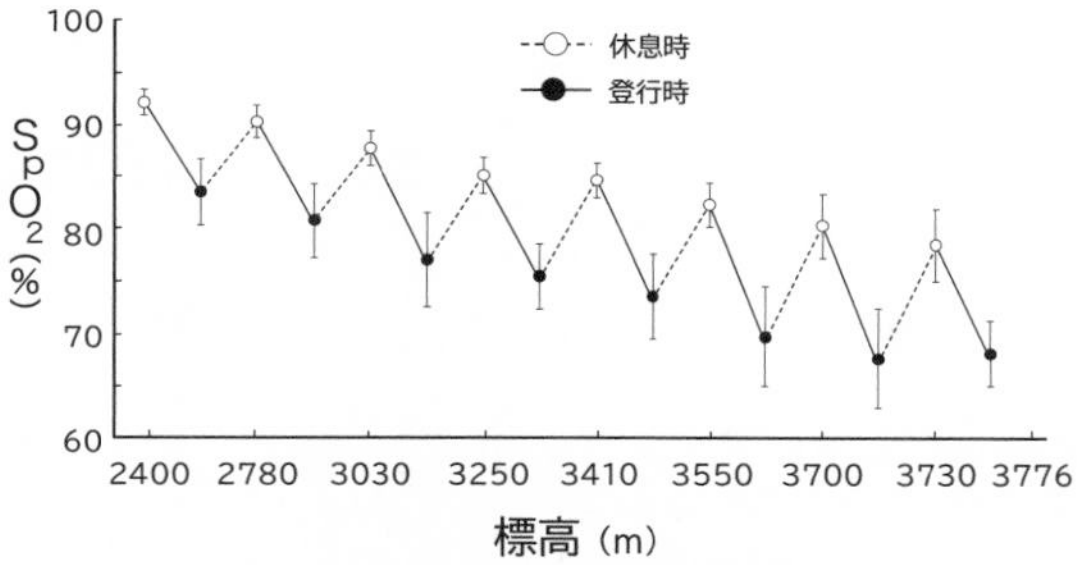

図14.　富士登山の登行中の酸素飽和度の変化

登山経験豊富な中高年７名（平均63歳）が、富士登山（富士宮ルート）を実施した時の、SpO_2の経時的変化を示したもの（平均値±標準偏差）。登行中はより低下し、安静時は多少戻るが、標高が上がるとSpO_2はきれいに低下していく。標高は休息時を基準に作成しており、等間隔ではないことに注意（笹子悠歩，山本正嘉『富士登山時の生理的・物理的な負担度―登山経験の豊富な中高年者を対象として－』登山医学30：105-113，2010を改変）

極端な例では、エベレストを無酸素で登る人もいます。標高８４００ｍ（酸素濃度６・６％換算！）で測定した結果では、動脈血酸素分圧はなんと20～30mmHgしかありませんが、その状況でも山を登っています。もちろん、鍛えられ、高所馴化した人だからできるワザです。

登山と呼吸の関係については、第４章で詳しくお話しします。

⑦ 肺の疾患では、酸素飽和度90％が一つの目安となる

先ほど、酸素飽和度が70％になると病院では緊急事態だといいました。では、肺の疾患では、どのようなことが起こるのでしょうか。

慢性閉塞性肺疾患（ＣＯＰＤ）や肺炎といった疾患をはじめ、肺がんや気管支喘息、肺気腫など呼吸器系の疾患の多くは、肺の拡散機能が低下し、動脈血酸素飽和度が低下します。慢性閉塞性肺疾患は大きく二つに分けられ、喫煙や大気汚染によって肺胞の一部が損傷を受け機能しなくなる肺気腫と、気管支が炎症を起こし細くなってしまうために呼吸しにくくなる慢性気管支炎があります。いずれにしても酸素がうまく取り込めず、労作時に息切れを生じます。

ＣＯＰＤの最大の病因は、喫煙によるもので、喫煙者の20％近くが発症するといわれています。一方、肺炎は呼吸器官が細菌やウイルスに感染し、炎症を起こすものです。咳や痰、発熱、息苦しさなどの症状が特徴です。これらの疾患で酸素がうまく取り込めない状態のうち、室内気吸入時の動脈血酸素分圧が60mmHg以下を、日本呼吸器学会では「呼吸不全」と定義しています。動脈血酸素分圧が60mmHg、あるいは酸素解離曲線から換算して酸素飽和度が90％以下になると、急激に酸素飽和度が低下し、酸素を運べなくなるため、酸素吸入（酸素濃度：24〜90％）をさせて、肺胞の酸素分圧を上げます。組織の低酸素状態が長引くと、脳や内臓に重篤な障害を引き起こします。新型コロナ肺炎の場合は重症化しやすいため、測定誤差の３％を加味した93％を酸素吸入の目安にしています。

⑧ 二酸化炭素は体内の大事な調整役である

実は、深呼吸や高酸素などのケアをしなくても、安静時や軽い運動時では、体内の酸素には余裕があります。そのさい、ゆっくりと深い呼吸をすることは、むだになる呼吸量が少なくてすむので効率がよく、またゆったりとした呼吸によって副交感神経が優位となり、気分が落ち着くことがわかっています。これについては第5章で詳しくお話しします。しかし、運動前の深呼吸によって酸素を体に貯めたり、運動が楽になったりすることは、残念ながらありません。逆に、何回も深呼吸していると、二酸化炭素がどんどん呼気で出て行ってしまうため、体内がアルカリ性に傾き（呼吸性アルカローシス）、体の恒常性《ホメオスタシス》が崩れ、めまいや手足のしびれ、けいれんを起こすこともあります。これが「過換気症候群」です。若い女性、神経質な人、不安症な傾向のある人、緊張しやすい人などに多く、極度の不安や緊張、パニック障害などで引き起こされます。人間は体内の恒常性を保つため、過呼吸で体内の二酸化炭素が出すぎると、呼吸を抑制するように反射的に命令を出します。この時、それ以上に随意的に大きく呼吸しようとすると、呼吸の制御がきかなくなり、より呼吸が苦しく感じます。また、血中の二酸化炭素濃度が低下すると、血管が収縮し、血液の流れが悪くなり、頭痛や動悸《どうき》を起こします。対策として以前は、紙袋を口と鼻に当て、吐いた呼気を再吸入させて二酸化炭素を体内に戻すこと（ペーパーバック法）が行われていました。しかし、逆に血中の酸素分圧が低くなりすぎたり、二酸化炭素が濃くなりすぎることもあるので、最近はあまり勧められなくなったようです。まずは対象者の気を落ち着かせ、ゆっくり呼吸（とくに呼気をゆっくり）させることが第一で、15～30分で元に戻ります。

これとは反対に、体内のエネルギー代謝で産生された二酸化炭素がどんどん溜まっていくと、体内が酸性に傾き（代謝性アシドーシス）、酵素活性など、さまざまな生体の反応に不都合な状態になります。やはり、二酸化炭素を排泄することも重要です。

体内のpHは7・4の弱アルカリ性で安定するようにできています。体の組織で産出された二酸化炭素の7～8割は赤血球に入り、炭酸脱水酵素の働きで重炭酸イオンと水素イオンに分かれます。重炭酸イオンは赤血球から血漿《けっしょう》に移動して静脈を通って肺まで運ばれ、肺で逆の反応で二酸化炭素となり、体外に排泄されます。その反応を化学式で書くとこうなります。

$CO_2 + H_2O \leftrightarrow H_2CO_3$（炭酸）　$\leftrightarrow$　$H^+ + HCO_3^-$（重炭酸イオン）

この重炭酸イオンは、血液を弱アルカリ性に保つのに重要な働きをしています。

例えば、筋に乳酸が蓄積して水素イオンが増えると、右の式で上向きの反応が進み、二酸化炭素となって体外に排泄されます（重炭酸緩衝系）。

ここで、二酸化炭素の体内での濃度（分圧）変化を見てみましょう（73頁図12参照）。

大気中の二酸化炭素の濃度は約0・04％です。これに760mmHgをかけると、0・3

mmHg とほぼ分圧としてはゼロですが、肺胞や気道に残っていた二酸化炭素も加わるため、その分圧は肺胞内では約40mmHg となります。

一方、組織では代謝で産出された二酸化炭素が46mmHg あり、これが静脈を通って肺の毛細血管から肺胞に分圧差6mmHg で拡散します。二酸化炭素は溶解度が高く、拡散能力も高いので、6mmHg の分圧差でも十分拡散できます。肺胞に入った二酸化炭素は、酸素などで薄められます。結果として、肺胞の二酸化炭素分圧は40mmHg、動脈血も40mmHg になります。

動脈血二酸化炭素分圧は、前述のとおり35～45mmHg が正常範囲ですが、なるべく一定に保たれるように体内で調節が行われています。肺胞内の二酸化炭素（40mmHg）は、呼気で排泄されますが、気道内の吸気（外気）と混ざるため、平均すると少し薄まって22～30mmHg、3～4％の濃度になって口や鼻から吐き出されます。呼気終末は肺胞より少し低い38mmHg 程度です。

運動時には、組織での二酸化炭素の産生量が増えますが、換気量も増えているので、呼気の二酸化炭素の濃度は平均して5～6％程度なのです。

2. 体には酸素がなぜ必要なのか？

食物や水分は1～2日なくても何とか生きていけますが、酸素がなければヒトは10分と生きられません。

「なぜ呼吸をするのですか？」と問われると、ほとんどの方は「酸素を取り入れるため」と答えると思います。これは半分だけ正解です。残りの半分、二酸化炭素を排泄するという大事な役割もあるのです。

では「酸素はなぜ必要ですか？」と問われたらどうでしょうか？　途端に答えが怪しくなりませんか？

「食事で摂った糖や脂肪を、酸素を使って燃焼し、そのエネルギーで筋肉を収縮させる」と、もっともらしい答えをする方もいるかもしれません。しかし、これは正解とはいえないのです。どこが間違っているのか？　それをこれから解説していきます。

(1) 運動時に、体内ではどのようにエネルギーが使われるのか？

① 生命活動のエネルギー源「ATP」

ヒトが考えたり、歩いたり、話をしたりする日常の活動はもちろん、心臓を動かす、肺を拡大・収縮させるといった基礎的な生命活動、さらには神経を刺激（情報）が伝わるといった細胞レベルでの活動にもエネルギーが必要です。第1章でも少しふれましたが、このエネルギーの素となるものが、ＡＴＰ（アデノシン三リン酸：adenosine triphosphate）です。ＡＴＰは高エネルギーのリン酸化合物で、細胞の中に存在しています。図15の右上にあるように、細胞内のＡＴＰは分解酵素（ＡＴＰアーゼ）によって水と反応し、この時、無機リン酸（Pi）を１つ放出して、ＡＤＰ（アデノシン二リン酸：adenosine diphosphate）に分解されます。これを化学式で表すとこのようになります。

ATP＋H_2O ↔ ADP＋Pi（無機リン酸）＋エネルギー

この時に発生するエネルギーを用いて細胞は活動しているのです。ただし、この時、ＡＴＰの持つ化学的エネルギーのうち、筋収縮に必要な「機械的エネルギー」になるものは20～25％程度しかありません。残りの75～80％は熱エネルギーとなります。運動すると体が熱くなりますが、これはＡＴＰの持つ化学エネルギーの多くが熱に変わるためなのです。

筋収縮をはじめ細胞のさまざまな活動には、このＡＴＰの分解による機械的エネルギーしか使えません。しかし、ここで困ったことに、筋肉内にはＡＴＰはあまり多く存在しません。そのため、運動時では2～4秒で筋肉内のＡＴＰはなくなってしまいます（図16左端）。しかし、４秒ほどで体を動かせなくなってしまうことはありません。そこで体内で起こることが、先ほどの式の上向きの反応、つまりＡＤＰに無機リン酸を結合させＡＴＰを「再合成」する反応なのです。これを見ると、体がいかに合理的に作られているかあらためて感心します。

さて、その再合成のためには、別にエネルギーを使う必要があります。そのエネルギーを供給する機構は、３種類あることが知られています。これらはエネルギーの供給の仕方（速さや大きさ、基質（原料）等）によって分類されます。

一つ目は、筋や脳にＡＴＰと同様に存在するＣＰ（クレアチンリン酸：creatine phosphate）という物質が、クレアチンキナーゼという酵素によって分解したときに発生するエネルギーです。図15の右側にあるＡＴＰを再合成する機構で「ＡＴＰ－Ｃ

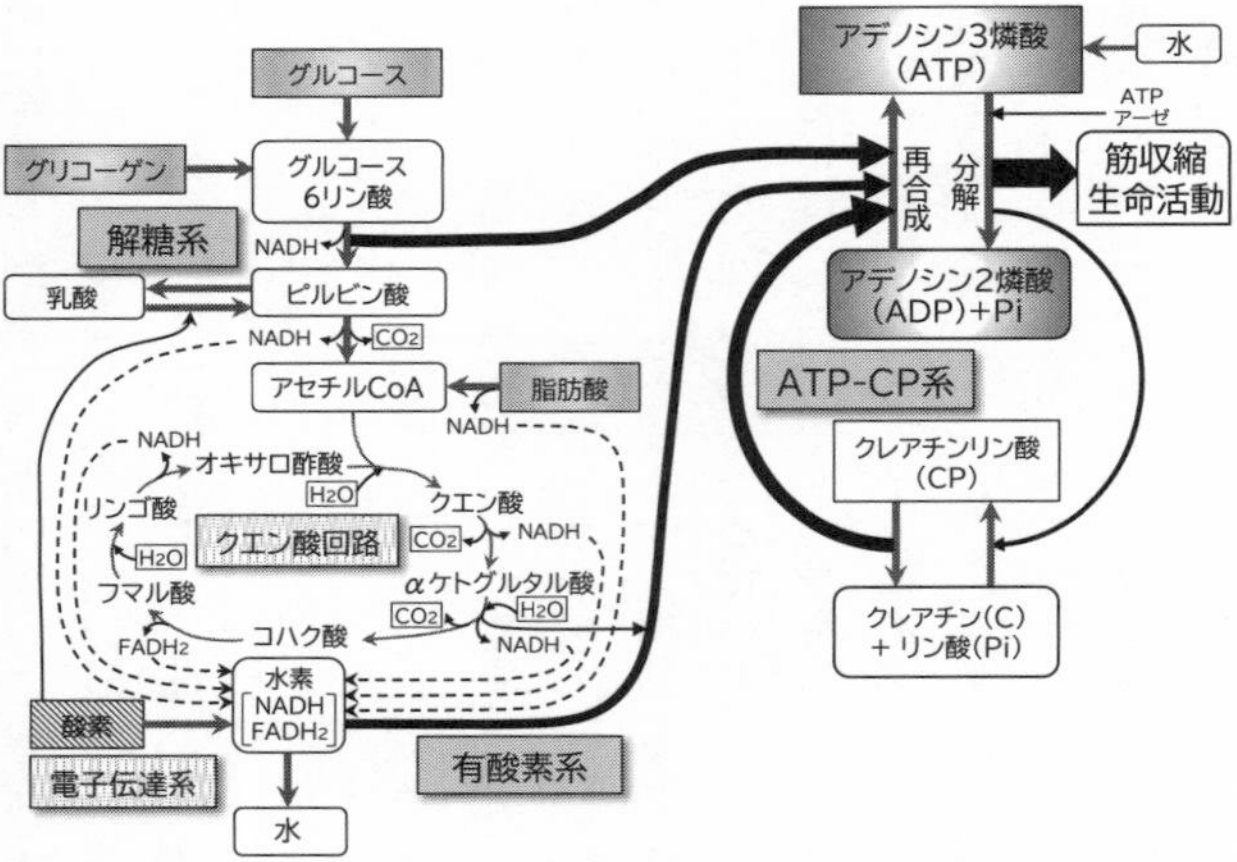

図15. ATP再合成のためのエネルギー供給機構の模式図

➡はエネルギーの流れを、→は反応の進行を示す。

NADH（還元型ニコチンアミドアデニンジヌクレオチド）と$FADH_2$（還元型フラビンアデニンジヌクレオチド）は、酸化型のNAD^+とFADから生成される、体内の酸化還元・脱水素酵素の補酵素で、水素を電子伝達系（図18）に運搬する。

解糖系でグルコース６リン酸がピルビン酸に分解される過程でもNADHが生成され、乳酸生成に使われるか、または電子伝達系に入る経路があるが、図では省略している。

Ｐ系エネルギー供給機構」と呼びます（「ＡＴＰ－ＰＣｒ系」と呼ばれることもあります）。

ＣＰは、ＡＴＰのすぐ近くに存在するので素早く供給源として使うことができ、その反応には酸素も不要で、エネルギーも多く発生するという利点があります。しかし、量的には多くないため、図16に示すように、このＣＰも10秒程度でなくなってしまいます。そのため、これは１００ｍ走のような短時間の激しい運動などの活動に使われる再合成機構です。また、この時、分解されてできたクレアチンは、休憩中にクレアチンキナーゼの働きで、ＡＴＰのエネルギーを使いＣＰに戻ります。

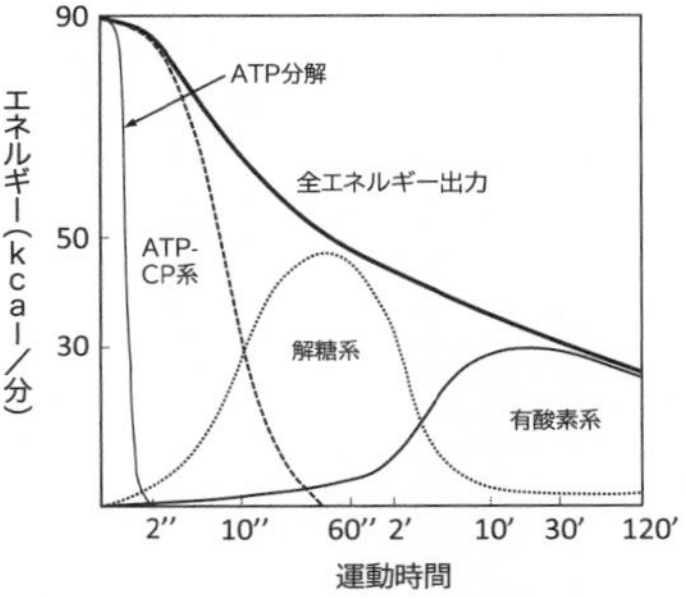

図16. エネルギー供給系の時間経過

運動時間（横軸）とその時に全力で発揮できるエネルギー（縦軸）に対して、３つのエネルギー供給機構が連携して、エネルギーを供給している。時間軸（″：秒，′：分）は、対数目盛になっていることに注意。（Landry & Orban1978の図を改変）

② 乳酸は疲労物質？ 実はエネルギー源にもなる

運動をして疲労すると「筋肉に乳酸が溜まる」という話を聞いたことがあると思います。

図15の左上に「グリコーゲン」という物質があります。これは食物として摂取した糖質を筋や肝臓で貯蔵するさいの形です。

このグリコーゲンは、たくさんの「グルコース」（ブドウ糖）が結合してできたものです。血液中に存在するグルコースと筋などにあるグリコーゲン（両者を合わせて糖質といいます）は、ＡＴＰや酵素を用いてグルコース６リン酸という物質に変わります。さらにいくつかの過程を経《へ》て、ピルビン酸という物質に変化します。この反応の中でエネルギーが生成され２ＡＤＰから２ＡＴＰが再合成されます（実際は２ＡＴＰを使用し、４ＡＴＰが合成されます）。

ここまでの反応は細胞質といわれる細胞の中の領域で行われ、酸素は使われません。さらに、ピルビン酸から先は２つの経路に分かれます。図17を見ながら読み進めてください。一つは、細胞の中に存在するミトコンドリアに入って有酸素系に進む王道のコースです。これについては後で説明します。ただしこの道の先は細く長くなっていて、通る車が多くなる（糖質の分解が多い＝多量のエネルギーが必要）と渋滞し進みが遅くなるので、もう一つの経路を使ってピルビン酸を乳酸脱水素酵素（ＬＤＨ：Lactate dehydrogenase, 最近はＬＤと呼ぶ）の働きで、乳酸にひとまず変化させます。ここでも酸素は使いません。

この糖質から乳酸までの経路を「解糖系エネルギー供給機構」、または乳酸系エネルギー供給機構と呼びます。少し難しく感じたかもしれませんが、解糖系のエネルギー供給機構は、とても重要ですので、しっかりと見ていくことにしましょう。式で書くと以下のようになります。

ます。

$C_6H_{12}O_6$（グルコース）＋2Pi＋2ADP
→$2C_3H_4O_3$（ピルビン酸）＋$4H^+$＋$2H_2O$＋2ATP→$2C_3H_6O_3$（乳酸）

乳酸は、以前、疲労物質といわれていました。しかし、いまはその認識は間違いだとされています。

乳酸は、脳や心臓、あるいは使っていない骨格筋（とくに遅筋線維）に送られると、酸素を用いて乳酸脱水素酵素（ＬＤＨ）の働きでピルビン酸に戻し、ＡＴＰ再合成のエネルギー源として再利用されます。これは先ほど紹介した糖質の時と同様です。

また、乳酸の一部は安静時には肝臓に送られ、ピルビン酸を経由してグルコースに再化合（糖新生ともいいます）されることもあります（コリ回路）。したがって、乳酸は疲労物質ではなく、グルコースや脂肪酸と同じ基質（原料）にもなる有用な物質だともいわれています。ただし、乳酸が分解してできる水素イオンは、細胞内のpHを低下させるため、筋収縮に必要な酵素活性が低下したり、筋収縮に関係するカルシウムイオンと結びついて筋収縮を妨げたりします。そのため、運動が長続きできなくなるとされています。

現在、乳酸以外の疲労物質の候補として、ＡＴＰやＣＰ（クレアチンリン酸）の分解で出てくる無機リン酸や、筋収縮で生成されるカリウムイオンが挙げられています。無機リン酸は、先ほどの水素イオンと同様に、カルシウムイオンの働きを阻害することが示唆されています。また、カリウムイオンは、イオンチャネルという神経の伝達に関係する部分の働きを阻害するとされています。乳酸はこのカリウムイオンの流出を抑えることで、むしろ疲労を軽減させるという研究もあります。このあたりはまだはっきりとしていません。

また長時間の運動では、貯蔵グリコーゲンが枯渇することも疲労の原因の一つとなります。

乳酸は筋などが疲労すると出てくる物質ですので、疲労の程度を知るための指標としても使えます。しか

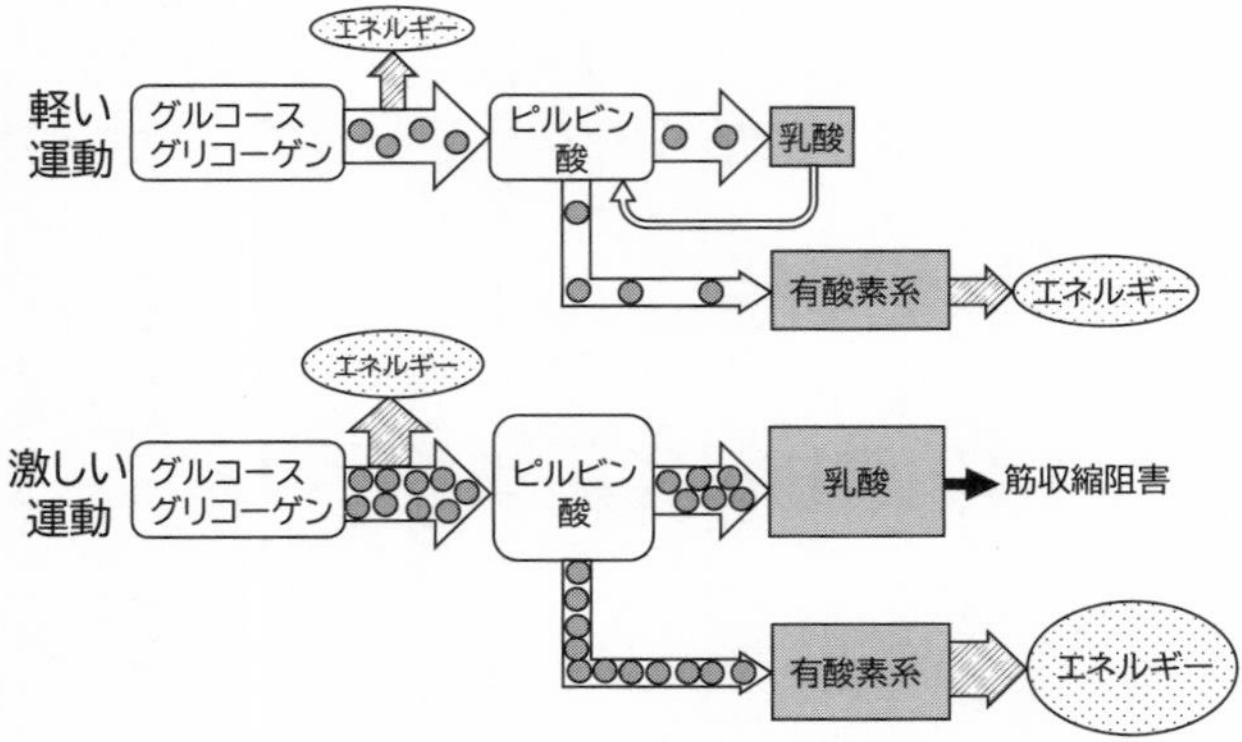

図17. ピルビン酸からの2つの経路の模式図

糖質からピルビン酸に分解された後、乳酸になる道と、有酸素系に入る道の2つに分かれる。軽い強度の運動では、生成されるピルビン酸が少ないので、時間は多少かかるが、有酸素系の道で賄える。乳酸にも少し行くが、軽い負荷では、ピルビン酸に戻って別の組織に移動して除去されるので、筋収縮を妨げない。運動が強くなると、有酸素系に進む道が詰まってなかなか進まないので、とりあえず乳酸の方にどんどん進むことが多くなる。乳酸は溜まると筋収縮を阻害するので、運動できなくなってしまう。

し、疲労はさまざまな要因で起こるため、乳酸が主要因とはいえないのです。

この解糖系は単純な反応のため、図16に示したように運動開始10秒以内の早い段階で徐々に働き始めます。体内の糖質がエネルギー基質になるので、エネルギー容量的にもかなり高いのが特徴ですが、乳酸やカリウムイオン、無機リン酸といった副生成物の影響によって、1分程度で運動ができなくなってしまいます。したがって、次で説明する有酸素系エネルギー供給機構で、運動強度が高くなって酸素の需要（利用）または供給（運搬）が間に合わなくなった時や、ATP－CP系エネルギー供給機構においてCPがなくなり、有酸素系が常に働きだすまでの10秒から3分程度の全力の運動、いわゆる中距離走的な運動時に主に使用されるのが、解糖系エネルギー供給機構です。ただし、30分以上の軽い運動でエネルギー必要量が少なく、糖質の利用が少ない時でも（図17上）、ピルビン酸から乳酸に行く経路は使われており、乳酸も少量産生されています。少量の乳酸はすぐにピルビン酸に戻るため、見かけ上、血中の乳酸濃度はほとんど増えませんが、解糖系のエネルギー供給系も動員されています。ATP－CP系、解糖系をあわせて、無酸素性エネルギー供給機構と呼ぶこともあります。

③ 有酸素系といいながら、酸素は主役ではない

三つ目のエネルギー供給機構は、前掲の図15の左上から下に進む流れです。これは、ピルビン

酸までは解糖系と共通ですが、その先でミトコンドリアに入り、アセチルCoAとなります。また、体内の中性脂肪が分解してできる脂肪酸が酸化され、同じくアセチルCoAが生成されます。脂肪は先ほどの解糖系ではエネルギー基質にはなりませんでした。そのため脂肪は有酸素系でしかエネルギーを生成できません。これがダイエットで体脂肪を減少させるためには、有酸素運動がいいといわれる所以《ゆえん》なのです。また、両方ともアセチルCoAを生成する過程でＮＡＤＨを生成します。このＮＡＤＨについては、次頁で解説します。

さて、これらのアセチルCoAは、「クエン酸回路」（「ＴＣＡ回路」「クレブス回路」とも呼ばれる）に入ります。

アセチルCoAは、クエン酸から始まるクエン酸回路内で、数種類の酵素と水によってコハク酸やリンゴ酸などに分解・合成されながらくるくる回り、二酸化炭素と水素（還元型ニコチンアミド アデニン ジヌクレオチド：ＮＡＤＨや、還元型フラビン アデニン ジヌクレオチド：$FADH_2$の形で移動）が生成されます。また、この段階ではまだ酸素を使用せず、αケトグルタル酸からコハク酸に移行する段階で、２ＡＤＰから２ＡＴＰを再合成します。

回路内外で生成された水素（ＮＡＤＨや$FADH_2$）は、ミトコンドリアの外側で、最終的にＡＴＰを再合成する部分である「電子伝達系」に移行して水素イオンと電子に分かれます。この時、水素イオンの濃度勾配で発生するエネルギーを利用しＡＤＰにリン酸を結合させ、骨格筋の場合は32ＡＤＰから32ＡＴＰを再合成します（肝臓、心臓、腎臓では34ＡＴＰを再合成）。この部分が酸化的リン酸化と呼ばれます。

水素イオンと電子は、最終的には体外から取り込んだ酸素と反応し水になります。水素をはなした（酸化された）ＮＡＤＨやＦＡＤH_2はＮＡD^+やＦＡＤとなり、クエン酸回路に戻って水素を結合し（還元される）、水素運搬に再利用されます。クエン酸回路で２ＡＴＰ、共通している解糖系の最初の反応で２ＡＴＰが再合成されているので、合わせて36ＡＴＰが発生することになります（内臓系では38ＡＴＰ生成）。これが「有酸素系エネルギー供給機構」と呼ばれるもので、糖質や脂肪酸は最終的に二酸化炭素と水とＡＴＰ再合成のエネルギーになります。

グルコースの場合を化学式で表すと、以下のようになります。

$$C_6H_{12}O_6 + 6O_2 + 36ADP + 36Pi \rightarrow 6H_2O + 6CO_2 + 36ATP$$

この式だけ見ると、「糖質（$C_6H_{12}O_6$）を酸素（$6O_2$）で燃やしてエネルギーを得る」といえそうですが、実はこれが誤解を生む表現なのです。

先ほどの電子伝達系を少し詳しく説明してみましょう。

図18のようにミトコンドリア内側にあるマトリクス内では、ＮＡＤＨやＦＡＤH_2の中の水素が、水素イオン（プロトン）と電子に分かれて内膜近くに移動します。この時、電子は４つのタ

ンパク質複合体の間を受け渡しされながらエネルギーを出し、水素イオンをタンパク質複合体経由で外膜と内膜の膜間に移動させます。

次に、膜間に水素イオンが溜まると、マトリクスとの間に濃度差が生まれるので、拡散（低い濃度に移動すること）によって、水素イオンがＡＴＰ合成酵素を通ってマトリクスに戻ります。この時に生じる運動エネルギーでリン酸をＡＤＰにくっつけ、ＡＴＰを再合成します。マトリクス内に戻ってきた電子と水素イオンは、ここで酸素と結びついて水になります。

このように、水素がＡＴＰ再合成の根源であり、酸素は戻ってきた水素イオンと電子が、マトリクス内に溜まって濃度差が逆転しない（＝反応が止まらない）よう、無害な水にするために使われるにすぎません。つまり、有酸素系でのクエン酸回路の役割は、食物由来の糖質または脂肪から水素を取り出すことなのです。また、電子伝達系の役割は、その水素を使ってエネルギーを発生させＡＴＰ

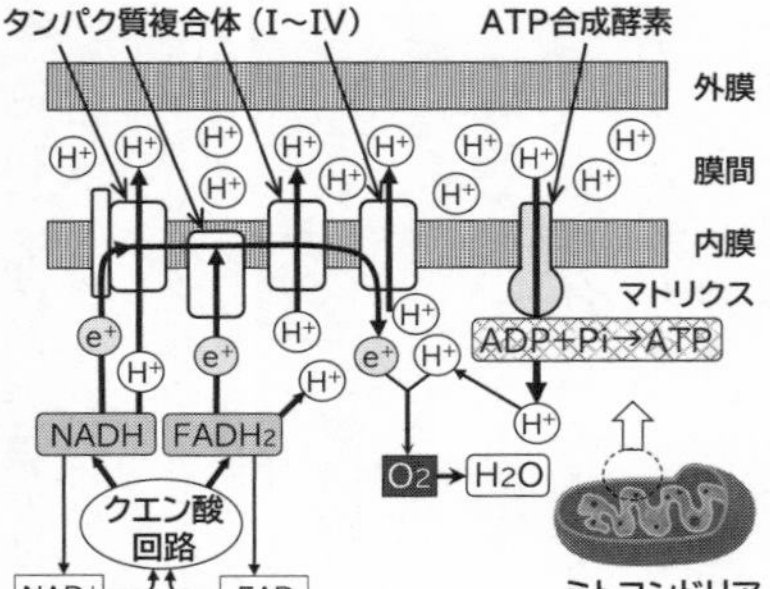

図18. 電子伝達系の模式図

クエン酸回路で生成された水素は、NADHまたは$FADH_2$の形でミトコンドリアのマトリクスの内膜の近くに移動し、水素イオンと電子を放出し、膜間を行き来してエネルギーを生成し、ATPを再合成する。酸素は、マトリクスに戻った電子と水素イオンと化合し、水にするために使われる。NADHと$FADH_2$はNAD^+とFADになり、クエン酸回路に戻って水素と結合するのに再利用される。

を再合成し、外界から取り込んだ酸素と水素を化合して水に変えることなのです。

ダイエットなどで「脂肪燃焼」という言葉をよく耳にしますが、実際、脂肪は酸素を使って直接燃やされている（＝脂肪と酸素が結びつく）わけではないのです。広義では酸化反応を燃焼という場合もありますが、有酸素系エネルギー供給機構の主人公は、実は水素で、酸素はATP再合成には直接かかわらず、脇役なのです。しかし、この脇役がいないと電子伝達系、ひいてはクエン酸回路が進まなくなることも事実です。

このように、有酸素系（とはいいながら、酸素は脇役ですが）エネルギー供給機構では、水素のもとになるグリコーゲンや中性脂肪（脂肪酸のもと）が体内に貯蔵されており、酸素が必要な分だけ外界から筋などに供給（運搬）されます。そして、ミトコンドリア（工場）で処理され（需要／代謝）、産出された二酸化炭素を体外に排泄できれば、不要な代謝産物も体内に溜まらないので、長時間エネルギー供給が可能（＝長時間の運動が可能）になります。

糖質や脂肪は運動中にも摂取可能ですから、酸素さえ足りていれば、無限に運動できることになります。ただし、細胞への酸素の供給と需要には上限があります。中強度以上の運動では必要とされる酸素が多くなるため、組織への酸素供給や組織での酸素利用が間に合わなくなると、解糖系でピルビン酸から乳酸へと進む反応が増えて、運動が持続できなくなります。また、クエン酸回路を回り、さらに電子伝達系でゆっくり化合されるので、必要なエネルギー量を供給するまでに時間もかかります。

例えば、ジョギング程度の中強度の運動を行うと、開始から2～3分にかけて酸素の取り込みが指数関数的に上がっていきます。この有酸素系は、図16で示すように、中強度までの運動で2～3分経った頃から（開始10秒くらいから徐々に働いていますが）、また、立ったり歩いたりするような軽度の日常活動ではメインに働いています。

脳や内臓、神経も主にこのエネルギーを使います。この有酸素系エネルギー供給機構を動員するためには、体外にある酸素をなるべく速く、多く組織の細胞に送ること、代謝で産出された二酸化炭素を速やかに体外に排泄する機能が、とても重要になります。

このように、人体では、3つのエネルギー供給経路を、初めから細胞の活動のエネルギーとして使うのではなく、すべてのエネルギーをATPという単位にいったん統一し、保存しておくことによって、必要なエネルギーをスムーズに供給できるようにしています。このことから「ATPはエネルギーの通貨」ともいわれます。そして、この3つの経路は、あるときは分業しながら、またあるときは同時に働いて、ATPという共通の通貨を用いてエネルギーを供給し、運動を行えるようにしているのです。

ヒトは、外界の空気を吸い、組織が必要とする酸素を血液を介して送ります。さらに、代謝で産出された二酸化炭素を外界に排泄する機能も備わっています。これらを合わせて「呼吸循環機能」と呼びます。組織でATPを再合成するのは「代謝機能」と呼ばれます。

一流のマラソン選手のように、持久力が高い人は、高い運動強度まで酸素を取り込んで組織に送ることができるため、呼吸循環機能が高いといえます。さらに、酸素を利用するミトコンドリアでの有酸素系の代謝機能が高い必要があり、両者を合わせて「有酸素性作業能力」（aerobic power：いわゆるエアロビ）が高い人といえます。

（2）酸素摂取量

① 酸素を取り込んだ量がエネルギー消費の目安

我々は一体どれくらいの酸素を使っているのでしょうか？　酸素をどれだけ使っているかがわかれば、どれくらいエネルギーを産出／消費しているのかを知ることができます。

ダイエットをする人には、消費エネルギーを高めることはとても重要ですが、その消費エネルギーの量を知る手掛かりこそが、酸素なのです。

先ほど「有酸素系エネルギー供給機構」についてお話ししたように、ふだんの生活では主にグリコーゲン／グルコース（糖質）、または脂肪酸から、酸素を使うことによってエネルギーを生成しています。また、飢餓状態などで糖質が不足すると、筋肉などのタンパク質を分解して、グルコースを生成し（糖新生）、エネルギーとして利用します。

グルコースの場合はこのような反応になります。

$$C_6H_{12}O_6+6O_2+36ADP+36Pi \rightarrow 6H_2O+6CO_2+36ATP$$

体内でどれだけＡＴＰが再合成されたかわかれば、体内で産生されたエネルギーもわかるはずです。残念ながら体内のＡＴＰの量は測ることはできません。また、どれだけ糖質が減ったか、水がどれだけ増えたかなども、なかなか知ることはできません。

しかし、どれだけ酸素を摂取／消費したかを知ることによって、エネルギー消費量を知ることができるのです。

３大栄養素という言葉を聞いたことがあると思います。これは「糖質」「脂肪」「タンパク質」の３つを指します。

それぞれ、１ｇあたりの熱エネルギーは、糖質：４ｋｃａｌ、脂肪：９ｋｃａｌ、タンパク質：４ｋｃａｌとされています。また、これらが有酸素系のエネルギーとして代謝されると、糖質と脂肪は、最終的に二酸化炭素と水に分解され、タンパク質は尿中窒素に分解されます。そこで、酸素摂取量と二酸化炭素排泄量および、尿中窒素排泄量を測定し、その値を1分間あたりのリットル値にすれば、以下の式から間接的にエネルギー消費量を求めることができます。

エネルギー消費量（kcal／分）＝3・941×酸素摂取量（ℓ／分）
＋1・106×二酸化炭素排泄量（ℓ／分）－2・17×尿中窒素排泄量（ℓ／分）

通常の食事では、この式は簡単に、

エネルギー消費量（kcal／分）＝3・9×酸素摂取量（ℓ／分）
＋1・1×二酸化炭素排泄量（ℓ／分）

となります。安静時は、呼吸商（二酸化炭素排泄量÷酸素摂取量）が0・85なので、

安静時エネルギー消費量（kcal／分）＝4・83×酸素摂取量（ℓ／分）

このように、酸素摂取量がわかれば、およそのエネルギー消費量が求められます。

糖質・脂肪・タンパク質の混合食の場合、直接的に熱量を測る方法によって求めた値として、酸素1ℓあたり約5kcalのエネルギーを放出することが確認されています。

②　酸素摂取量の測り方の基本と応用

では肝心の「酸素摂取量」はどのように測定するのでしょうか？

原理的には、単位時間（1分間）あたりに大気中から吸い込んだ（吸気中の）酸素の量から、大気中に吐き出した（呼気の）酸素の量を引けば、体内で摂取された酸素の量になります。

酸素摂取量＝1分間に吸い込んだ酸素量－1分間に吐き出した酸素量
＝(毎分吸気量×吸気酸素濃度)－(毎分呼気量×呼気酸素濃度)

前章の換気量と同様に「酸素摂取量」は1分間あたりが基本です。普通は毎分という言葉を省略します。

呼気中の酸素量は、まず第1章で紹介した「ダグラスバッグ」に0・5～5分間貯めた空気の量（呼気量：ℓ）をガスメーターで測ります。また、その呼気中の酸素濃度（呼気酸素濃度：％）をガス分析器で求めます。これらの値をかけ合わせ、測定時間（分）で割れば呼気の酸素含有量（毎分呼気酸素量：ℓ／分）を求めることができるのです。

一方、吸気の酸素の量を求める場合は、吸気酸素濃度は大気を吸っていれば20・93％といったようにすぐ調べることができるのですが、毎分吸気量は、体内にバッグを入れることができませんので測れません。そこで、直接この値を求めることは難しいので、体内に取り込むことのできない窒素の値を求め、吸った空気中の窒素量と、吐いた空気中の窒素量は等しいという性質を用いて、毎分呼気量を計算します。これを窒素補正といいます。

毎分吸気量×吸気窒素濃度＝毎分呼気量×呼気窒素濃度

この式を毎分吸気量で解いて元の式に代入し、次のような計算式を導くことができます。

酸素摂取量

＝（毎分呼気量×呼気窒素濃度÷吸気窒素濃度）×吸気酸素濃度

－（毎分呼気量×呼気酸素濃度）

ただし、私たちが研究目的で行う実験では、呼気ガス分析装置（呼吸代謝測定装置）という測定器を用いて、酸素摂取量とともに二酸化炭素排泄量も求めることが多くあります。この場合、酸素濃度と同時に、二酸化炭素の濃度も測定しているので「酸素濃度＋二酸化炭素濃度＋窒素濃度＝１００％」という関係を利用します。実験対象者が空気を吸っている場合は、吸気酸素濃度＝20・９３％、吸気二酸化炭素濃度＝０・０４％とし、最終的には「毎分呼気量」と「呼気中の酸素濃度」と「呼気中の二酸化炭素の濃度」を測定して、酸素摂取量を求める方法を使っています。ただし、吸気と呼気があるので、換気量と酸素摂取量は、標準状態（ＳＴＰＤ）に換算する必要があります。

なお、二酸化炭素排泄量は、以下の式によって求められます。

二酸化炭素排泄量＝（毎分呼気量×呼気二酸化炭素濃度）－（毎分吸気量×呼気二酸化炭素濃度）

吸気の二酸化炭素の濃度は、０・０４％（＝０・０００４）となり、ほぼ0として「毎分呼気量×呼気二酸化炭素濃度」だけで求めることができるのです。

ダグラスバッグ法では、呼気を一定時間ダグラスバッグに貯め、バッグ内の酸素と二酸化炭素の濃度を測定することで酸素摂取量を求めます。

バッグで換気量を測定するためには、ある程度の換気量が必要になるので、安静時は3分以上、運動時は換気量が多くなるので30秒で測定することも可能ですが、それより短い間隔では精度が悪くなり、時間経過による細かい変化がわかりません。

また、測定は自動ではできませんし、膨らんだダグラスバッグを絞ってガスメーターを通すのに時間がかかります。複数のダグラスバッグを使って連続的に酸素摂取量を測定しようとすると、人手と時間がかかります。

そこで、一般的には連続的に換気量とガス濃度が測定でき、ほぼリアルタイムで結果を教えてくれる呼気ガス分析装置を使って、自動的に1呼吸ごとに酸素摂取量を測定する、「ブレス－バイ－ブレス法」を用いることがほとんどです。

実際の測定では、図19左側で示すように、口が一つ（双方向）の呼吸マスクに、流速計（フロ

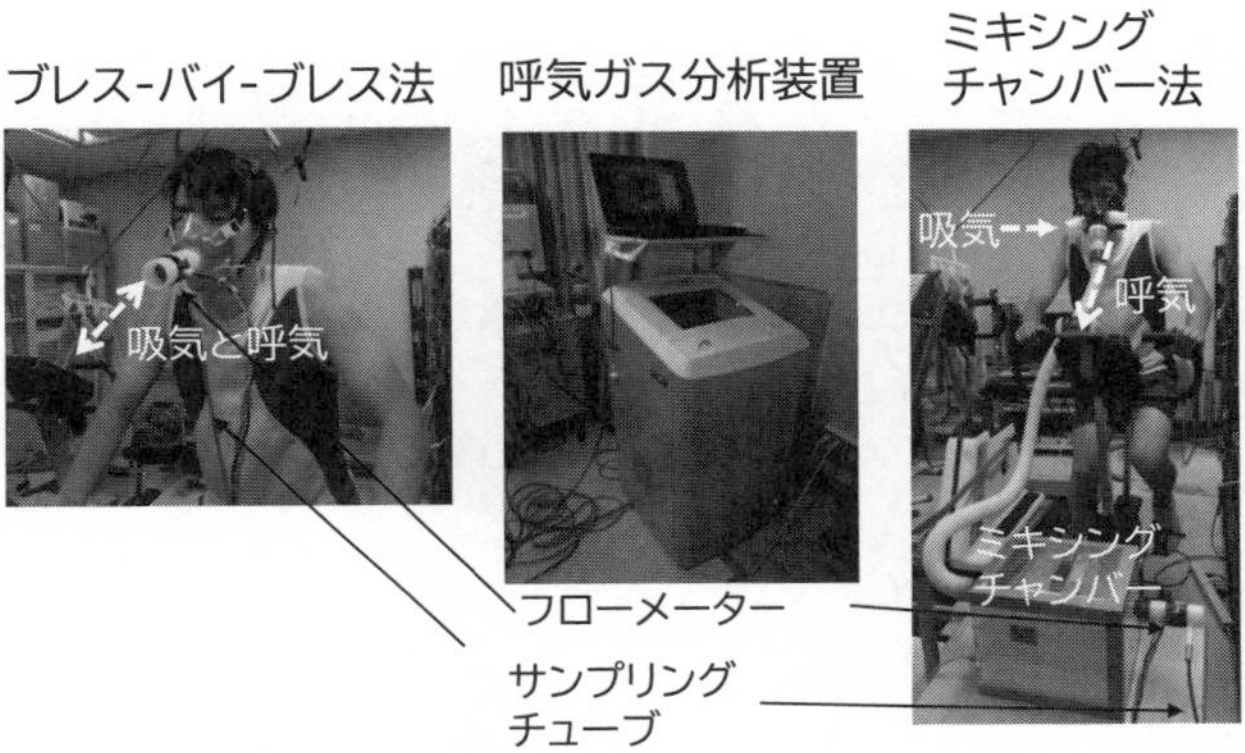

図19. 呼気ガス分析装置による測定

ブレス-バイ-ブレス法では、双方向の1口のマスクを装着し、その先にフローメーターとガスサンプル用のチューブをつけて、呼気ガス分析装置で流速とガス濃度をリアルタイムで測定し、換気量や酸素摂取量を求める。右側はミキシングチャンバー法で、呼気用と吸気用の2口のマスクの呼気側の先に、ダグラスバッグの代わりに小さいチャンバーを装着し、一定時間（15〜60秒）の呼気量と平均のガス濃度を呼気ガス分析装置で測定し、酸素摂取量を計算する。写真は有限会社アルコシステム製のもの。

ーメーター）と、反応時間が速く精度の高い呼気ガス分析装置（図19中央）からの、ガスのサンプリングチューブを装着して、測定・分析します。

図20で示すように、フローメーターの流速曲線（呼吸曲線）を細かい時間で区切って、その間の平均の流速にメーターの断面積を乗算し、その結果に時間を加味すれば、その瞬間に、「フローメーターを通った空気の量＝その瞬間の換気量」がわかります。さらに、その間の平均の酸素濃度を乗算すれば、その瞬間に通った酸素の量もわかります。

その細かい時間で区切った酸素量

を呼気時間内、または吸気時間内で加算（積分）していけば、それぞれ1呼吸での酸素吸気量および酸素呼気量が求められるので、1呼吸での酸素吸気量から酸素呼気量を引き算すれば1呼吸での酸素摂取量が求められます。

ブレス－バイ－ブレス法は1呼吸での値なので、誤差が大きくなりやすく、また、呼吸は人によっては大変不安定で、ちょっと吸ってやめたり、深呼吸を入れたりと、イレギュラーな呼吸をする場合があるので、どうしても変わった値が出てきます。

1呼吸ごとは不要ですが、ダグラスバッグより短い間隔で、しかもある程度の多くのデータが必要な場合は、ダグラスバッグ法とブレス－バイ－ブレス法の中間的な方法である、「ミキシングチャンバー法」を用います。

これは、ダグラスバッグ法と同じマスクの呼気出口から蛇管を通して、ダグラスバッグの代わりに図19右側のような小さいチャンバー（小さな箱）をつなぎ、チャンバー内

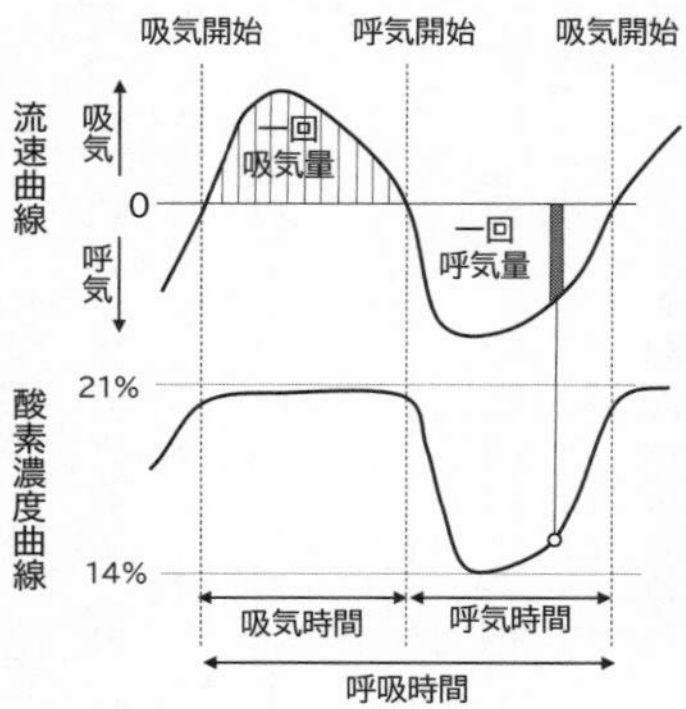

図20. ブレス-バイ-ブレス法による酸素摂取量の求め方

ブレス-バイ-ブレス法で流速信号のプラスまたはマイナス側の面積を積分すれば、一回吸気量や一回呼気量がわかる。その単位時間の台形の部分と同時間の平均の酸素濃度をかければ、その瞬間の酸素通過量がわかるので、同じように積分すると吸気酸素量と呼気酸素量がわかり、減算することで一回の呼吸での酸素摂取量が求まる。

で空気（呼気）が混ざるようにファンで攪拌《かくはん》（ミキシング）します。このとき、チャンバーの空気の出口、または入り口にフローメーターをつなぎ、ある時間ごとの呼気の量を積分して求めます。さらに、その間のチャンバー内の平均の酸素濃度をガス分析器で測定し、両者をかけ合わせることで、その時間での呼気酸素量を求めることができます。ここでも、窒素補正で求めた吸気酸素量から差し引くことで、その時間の酸素摂取量が求まります。

1呼吸ごとではありませんが、呼吸数やある程度の時間経過（15〜30秒ごと）がわかり、かつ、イレギュラーな呼吸も平均されるので、安定して精度が高いデータが得られます。ある一定の値（最大値や安静値など）を求めるにはダグラスバッグ法がもっとも精度が高く、呼吸の細かい動態を見たい時にはブレス－バイ－ブレス法を、その折衷策がミキシングチャンバー法だといえます。

どの測定も、図19の写真のような呼吸マスクをつけるので、何もしない状態より呼吸はしにくくなります。また、マスクと顔の間には隙間があるため、気道と同じように死腔となります。そのため、欧米ではマウスピースとノーズクリップを使用して測定することが多くあります。この場合、死腔量は少なくなりますが、鼻呼吸ができないため、研究対象者は呼吸がしにくく感じるようです。日本人は、とくに唾液が出やすい特徴があるため、マウスピースは敬遠されています。

なお、循環系から酸素摂取量を求めることも原理的には可能で、心臓から単位時間あたりに出ていく血液量（心拍出量）とその時の動脈血酸素含有量をかけ合わせたものから、心臓に返ってきた血液量に静脈血酸素含有量をかけたものを差し引いたものが、酸素摂取量になります。１分あたりにすれば、心臓から出る血液量（心拍出量）と入る血液量は等しいので、

酸素摂取量＝心拍出量×(動脈血酸素含量－静脈血酸素含量)

で求められます。これをＦｉｃｋ《フィック》の式と呼びます。しかし、血液関係の数値を測定するのはなかなか大変なので、呼気ガス分析で酸素摂取量を求めるのが一般的です。

この酸素摂取量ですが、座って安静にしている時でも、心臓や呼吸筋、内臓、脳は働いているので酸素が必要です。安静座位の酸素摂取量はおよそ１８０〜２５０㎖／分で、体の大きさ（とくに筋肉量）が関係するので、体重あたり３・５㎖／kg／分とされています。

食後12時間以上の寝起きで安静仰臥位《ぎょうがい》の酸素摂取量を測定し、５倍してカロリーに換算し、さらに24時間に換算すると、生命維持のための最低限度の１日のエネルギー量である、基礎代謝量が算出できます。また、運動時の酸素摂取量については第３章で詳しく述べたいと思います。

3. 息を止めるとなぜ苦しくなるのか？

(1) 呼吸調節

呼吸は寝ている時も休まず続いています。運動したり、山に登ったりして、体が低酸素状態になると呼吸（換気）は自然に増えます。一方で、意識的に深呼吸をしたり、息を止めることも可能です。呼吸はさまざまな影響を受けながら、体に破綻がないよう、見事に調節されています。

それでは、呼吸はどのような仕組みで調節されているのでしょうか？

① 脳幹の呼吸中枢が自動的に呼吸を生み出す

前にも述べたように、呼吸は速さと深さで決まります。これには、呼吸のリズム（速さ）とパターン（深さ、および吸気／呼気のタイミング）を調節する機構が必要です。この動きを司る中枢は、どこにあるのでしょうか？

図21で示すように、呼吸の中枢は、「延髄」とその上にある「橋《きょう》」のニューロン群（ネットワーク）で形成されています。この延髄と橋、およびその上にある「中脳」と呼ばれる部位を合わ

せて（その上の間脳を含める場合もあります）「脳幹」と呼び、「循環中枢」など生命維持に関係する重要な部位が集まっています。

延髄には、吸気をもたらす吸気ニューロンの塊が背側（背中側）に、吸気と呼気のニューロンの塊が腹側（正面側）にあり、それぞれ「背側呼吸群」（DRG：Dorsal Respiratory Group）、「腹側呼吸群」（VRG：Ventral Respiratory Group）と呼ばれています。この2つ合わせて中枢パターン発生器（CPG：Central Pattern Generator）を形成しています。

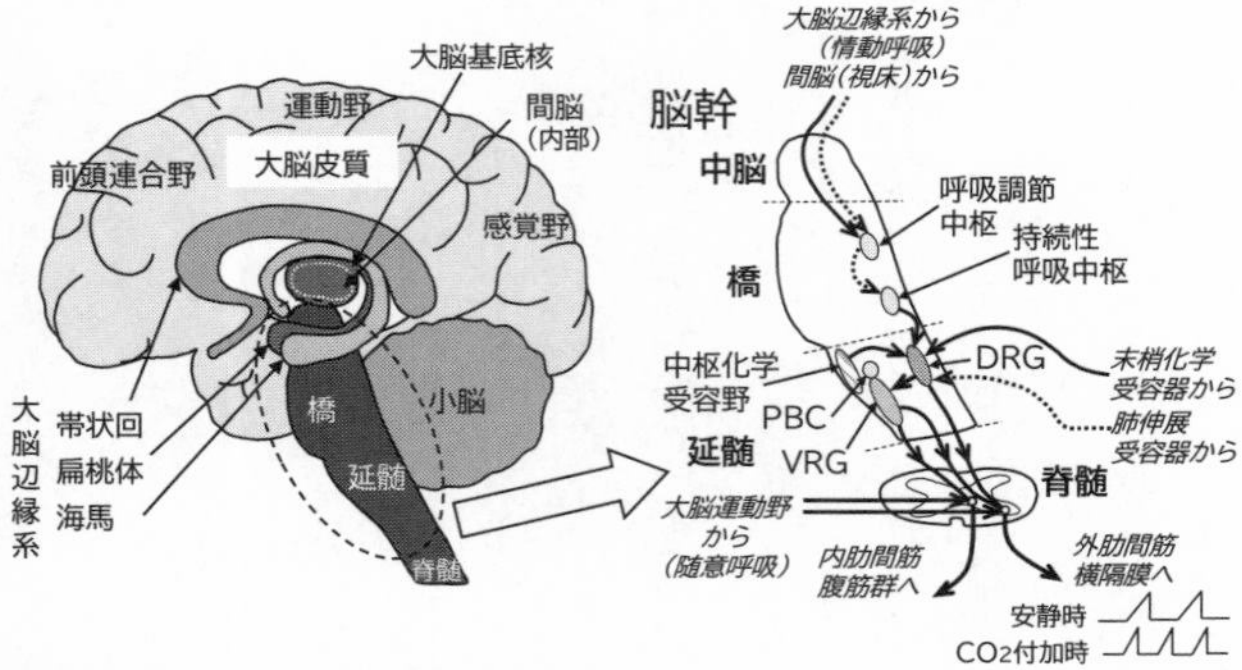

図21. 脳と呼吸中枢の模式図

脳のおおまかな器官名（左）と、脳幹部分の拡大図（右）。
脳幹の図で、┈┈>は抑制の信号、⟶は促進の信号が伝わることを示す。DRG：背側呼吸群（Dorsal Respiratory Group），VRG：腹側呼吸群（Ventral Respiratory Group），PBC：pre-Bötzinger complex
さまざまな情報がさまざまな中枢を経由して、最終的にDRGまたはVRGからあるリズムとパターンののこぎり波状のイメージのシグナル（右下）が呼吸筋に伝えられ、不随意呼吸が起こる。二酸化炭素が増えて化学受容器反射でDRGが刺激されると、のこぎり波の傾きが急になり、呼吸が速くなる。また、情動や本能が関係する大脳辺縁系からの情報も呼吸中枢に伝わり、怒りで呼吸が速くなるなどの「情動呼吸」を起こす場合もある。脊髄には大脳運動野からの随意呼吸の指令も伝えられる。

この中枢パターン発生器は、図21右下のように、ある周期（リズム）でさまざまなパターン（傾き）ののこぎり波状に発火するイメージで、呼吸のリズムとパターンを形成します。背側呼吸群（DRG）は、化学受容器や肺伸展受容器からの情報を統合し、主に横隔膜に吸息指令、または吸息停止の指令を出すとともに、腹側呼吸群（VRG）にも情報を伝えます。二酸化炭素が増えるなど呼吸中枢が興奮するとDRGからののこぎり波の傾きが急峻《きゅうしゅん》になり、呼吸が速くなります。腹側呼吸群は、肋間筋（吸息と呼息両方に働く）や腹筋（呼息筋）に吸息または呼息の指令を出します。これらのグループからリズミカルに指令を発しますが、実際に呼吸のリズムを形成しているのは、腹側呼吸群の上部にあるプレベッツィンガー複合体（PBC：pre-Bötzinger complex）と呼ばれる領域、および傍顔面神経群（pFRG：parafacial respiratory group）とされています。そして、これらを総称して「呼吸中枢」と呼んでいます。

また、橋にある「持続性呼吸中枢」（Apneustic Center）から、背側呼吸群に持続的で促進的な指令が送られ、その結果、吸気停止を遅らせるため、呼吸が深く、遅くなります。その持続性呼吸中枢には呼吸調節中枢（Pneumotaxic center）から持続を中止させる抑制的な指令が出ており、吸気の途中で止め、浅い呼吸になります。これらは脳の左右両方に対になって存在します。

どのようにリズムが形成されるかは、ニューロン群の相互作用によってリズムが生成されるという「ネットワーク説」と、自発的にリズムを発生するニューロンの存在を基本とする「ペースメーカー説」があり、今のところはっきりしていません。

いずれにしても、さまざまな中枢が働いて、呼吸のリズムとパターンを決めています。この呼吸中枢によって寝ていても自動的に呼吸してくれます。

安静状態で安定した環境なら、一定のリズム／パターンで呼吸をしますが、環境や心身状況が変化すると、それに対応して呼吸を変える必要があります。

そのため、体には、体内または体外で起こるさまざまな現象・変化を感知するセンサーが備わっています。センサーから送られるさまざまな情報は、脳に向かう「求心性神経」（感覚神経）を通じて呼吸中枢に伝えられ、何らかの変化があると、呼吸中枢がそれに合わせて呼吸を促進、または抑制します。運動した時、体温が上がった時、驚いた時など、呼吸中枢には、さまざまな入力があり、その影響を受けて呼吸リズムやパターンを、反射的に変えることができます。

例えば、呼吸器官の気道と肺には、3種類のセンサーがあり状態をモニタリングしています。

一つ目は、「肺伸展受容器」と呼ばれるもので、肺が吸気で膨張すると、気管支の平滑筋などにある伸展受容器が伸ばされて興奮し、迷走神経を通って呼吸中枢の背側呼吸群を抑制するニューロンを刺激します。その結果、吸気筋が弛緩し、代わりに呼気が起きます。これを「ヘーリング・ブロイウェル反射」と呼び、肺が破れる前に吸気を抑制し、過度の伸展を防ぐ役目をします。これは通常の伸展時（吸気時）にも働いており、呼吸のリズム発生に影響を与えています。

二つ目は、気道上皮に存在する「刺激受容器」（Irritant receptor）です。これは、ガスや煙、粉じんなどの機械的・化学的刺激で興奮し、呼息ニューロンを刺激して咳や気管支収縮をもたらし、不要物を外に排出します。煙を吸い込むと咳が出るのはこの働きによるものです。

三つ目は、「Ｃ線維受容器」と呼ばれるものです。例えば、肺にあるＪ受容器は間質液（血管外にあって細胞を浸している液）の増加で刺激され、肺のうっ血や肺水腫、間質性肺炎などの際に、浅く速い呼吸をもたらすとされています。

このように、呼吸器官にあるさまざまな受容器（センサー）からの感覚性入力が呼吸中枢に伝わり、呼吸にリズム変化を与えます。さらに次に示すように、代謝状態を感知するセンサーも、呼吸調節において非常に重要な働きをします。

② 呼吸はネガティブ・フィードバックで化学的に調節される

呼吸にとって重要な役割はなんだったでしょうか？　エネルギー代謝のために酸素を取り入れ、二酸化炭素を排泄することでした。高所で酸素が薄くなったり、運動で酸素が必要になった時（＝二酸化炭素の排泄が必要な時）には、血液中の酸素の濃度（分圧）および二酸化炭素の濃度（分圧）を検知し、代謝状態を呼吸中枢に伝えるセンサーが必要です。そのため、体は、それらの変化を感知する２種類の化学センサーを持っています。

まず一つ目は、前出の図21の右側に示すように、呼吸中枢のある延髄の腹側にある「中枢化学受容器」と呼ばれるセンサーです。ただし、これは単独で働く器官があるわけではなく、脳脊髄液の水素イオン（pH）と二酸化炭素に反応する細胞が、そのあたりに散在している（ニューロン群）ため、「中枢化学受容野」とも呼ばれます。

脳内の各組織の間には、脳脊髄液というものが流れており、これは脳内の血管と、脳血液関門を通じてつながっています。脳血液関門を容易に通過可能で、動脈血から脳脊髄液に拡散できる二酸化炭素の分圧が延髄周辺で増加し、さらに、脳脊髄液で二酸化炭素が解離してできる水素イオンが増加（pHが低下）すると、中枢化学受容野のニューロン群はそれを感知し、すぐそばの吸息ニューロン群（DRG）を刺激し、呼吸を促進します。

呼吸が促進されると、二酸化炭素が体外に排泄されるため、動脈血や脳脊髄液の二酸化炭素が元の濃度に戻ります。そうなると呼吸中枢への刺激がなくなるので、呼吸は、ふたたび元の安静な状態に戻ります。これが「中枢化学受容器反射」です。

ある値をモニターし、設定値から変化した場合にそれを感知し、何らかの方法で制御して設定値に戻すというこのような仕組みを「ネガティブ・フィードバック制御」といいます。エアコンが設定値に保たれるのは、この制御系を持っているからです。もちろん逆の反応も起こり、過換気などで血中の二酸化炭素が減ると、設定値に戻す方向、つまり換気を抑制し二酸化炭素を増やす反射が起こります。

二酸化炭素のセンサーは、安静時に動脈血二酸化炭素分圧が40（mmHg）付近で一定に保たれるように強力に働いており、通常、空気に二酸化炭素を少し加えて吸わせて、動脈血の二酸化炭素の分圧を2mmHg上げただけでも、毎分換気量が3〜4ℓ／分になり、1・5倍程度増えます。

もう一つの化学受容器は、動脈に球状あるいは円錐状に隆起した器官として存在する「末梢化学受容器」と呼ばれるものです。これは、図22に示すように2種類あります。

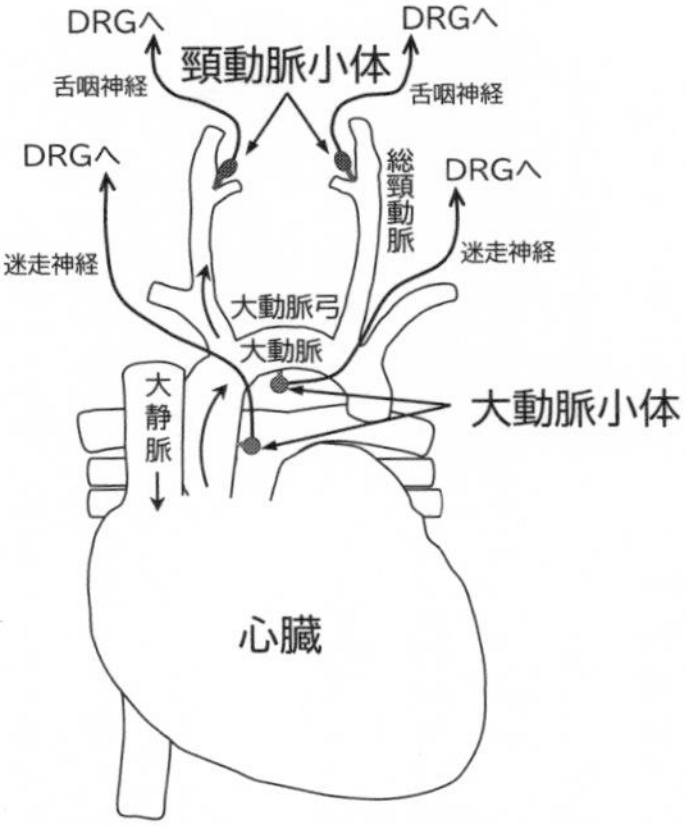

図22. 末梢化学受容器の模式図

末梢化学受容器の位置を模式的に示した図。頸動脈小体は総頸動脈が内頸動脈と外頸動脈に分かれる部分にいくつか存在する。大動脈小体は大動脈弓周辺にいくつか存在する。頸動脈小体からは舌咽神経、大動脈小体からは迷走神経という求心性神経を通って、動脈血の酸素濃度、二酸化炭素濃度、pHなどの変化の情報が、DRGに伝えられる。

一つは総頸動脈の分岐部にあり、主要な働きをする「頸動脈小体」で、もう一つは大動脈弓周辺に存在し、補助的に働く「大動脈小体」です。

この末梢化学受容器は、中枢化学受容器と同様に、動脈血の二酸化炭素分圧、水素イオン濃度（pH）に反応し、ネガティブ・フィードバック制御をします。しかし、中枢化学受容器と違う点は、動脈血酸素分圧にも反応し、酸素が減れば呼吸を上げて酸素分圧を元に戻そうと指令を出すことです。このほかにもカリウムイオンやドーパミンなどにも反応することが知られています。

これらの情報は感覚神経（舌咽《ぜついん》神経と迷走神経）経由で、呼吸中枢の吸息ニューロン群（DRG）に伝わり、呼吸を反射的にネガティブ・フィードバックで調節します。この系は「末梢化学受容器反射」と呼ばれます。

これらの化学受容器から、呼吸中枢に動脈血ガスの濃度／分圧変化の刺激が伝わり、呼吸リズムや深さを変えることで、呼吸の速さや大きさを変化させ、動脈血ガスの濃度／分圧を元に戻します。この経路は大脳を経由しない「反射」なので、「化学受容器反射」と呼ばれています。

体の恒常性（ホメオスタシス）を一定（動脈血酸素分圧：１００mmHg、二酸化炭素分圧：40mmHg、pH：７・４）に保つという点においても、化学受容器反射による「呼吸の化学調節」は、非常に重要な働きをしています。おもしろいことに、これらの化学受容器の応答の程度（感受性）は人によってかなり異なっています。つまり濃度（分圧）変化に対する換気の増大の大きさ（＝呼吸の化学感受性）は、個人差が大きく、例えば、山登りなどで２５００m以上の高所（低酸素）に行ったさい、換気が非常に上がる人とそうでない人がいます。これは低酸素感受性が人によって異なるからです。

では、この感受性はどのようにして測定するのでしょうか？

まず酸素に対しての感受性は、末梢化学受容器の低酸素感受性を測定することが多く用いられます。考えてみれば、高酸素環境というものはあまりないため、低酸素への感受性を測定するわけです。

この測定には、吐いた空気から塩化カルシウムを用いて二酸化炭素を吸収し、外気も混ぜながらもう一度吸わせる「再呼吸法」が用いられます。吸入酸素濃度（≒肺胞気酸素分圧）を徐々に下げていき、その時の毎分換気量をプロットする方法を用います。

図23上左側のように肺胞気酸素分圧が多少低下しても、毎分換気量は増えませんが、60mmHg程度から換気量が急激に増え始める双曲線を描きます。その傾斜が強い（同じ酸素分圧時に換気が高い）ほど、低酸素の感受性が高いといえます。また、動脈血の酸素分圧と酸素飽和度（SaO_2またはSpO_2）が酸素解離曲線のところで述べたようにS字状を示すため、SaO_2の低下の傾きと毎分換気量の増加の傾きには直線関係が成立します。そこで、この傾き（毎分換気量の変化／SaO_2の変化）を低酸素感受性の指標とすることもあります（図23右上）。SaO_2が下がると換気が上がりやすい人は、低酸素感受性が高いといえます。

一方、二酸化炭素の感受性については、二酸化炭素が濃くなったときの換気応答を見ることが多く用いられます（高二酸化炭素感受性）。

例えば、7％の二酸化炭素と残り93％が酸素の、5～7ℓの混合ガスを3～4分ほど再呼吸させ、吸入二酸化炭素濃度を上げていきます。このとき、高酸素にするのは、末梢化学受容器の活動が高酸素で抑制される（二酸化炭素にも反応しなくなる）ことを利用して、もともと酸素を感受しない中枢化学受容器の、二酸化炭素だけの影響を見るためです。

図23下左側のように、肺胞気二酸化炭素分圧（≒呼気終末二酸化炭素分圧）を上げていくと、毎分換気量は直線的に増加し、その傾きが高二酸化炭素感受性になります。これは中枢化学受容器の二酸化炭素感受性を測定していますが、13％の二酸化炭素を含む混合ガスを1回～数回だけ吸わせて、その時の換気応答を見ることで、末梢化学受容器の二酸化炭素感受性のみを測定する方法もあり、再呼吸法と同様の直線を描きます。また、末梢化学受容器の低酸素および高二酸化炭素の感受性には相互作用があり、低酸素換気応答は高二酸化炭素状態では増大し、低二酸化炭素状態では減少します。

低酸素感受性と高二酸化炭素感受性については、多少の低酸素では換気量があまり増えないのに対し、高二酸化炭素に対してはすぐに換気量が上がるため、高二酸化炭素のほうが、呼吸応答への影響が大きいといえます。

息をこらえると、だんだんと苦しさを感じます。これは、体内の酸素がなくなることよりも、

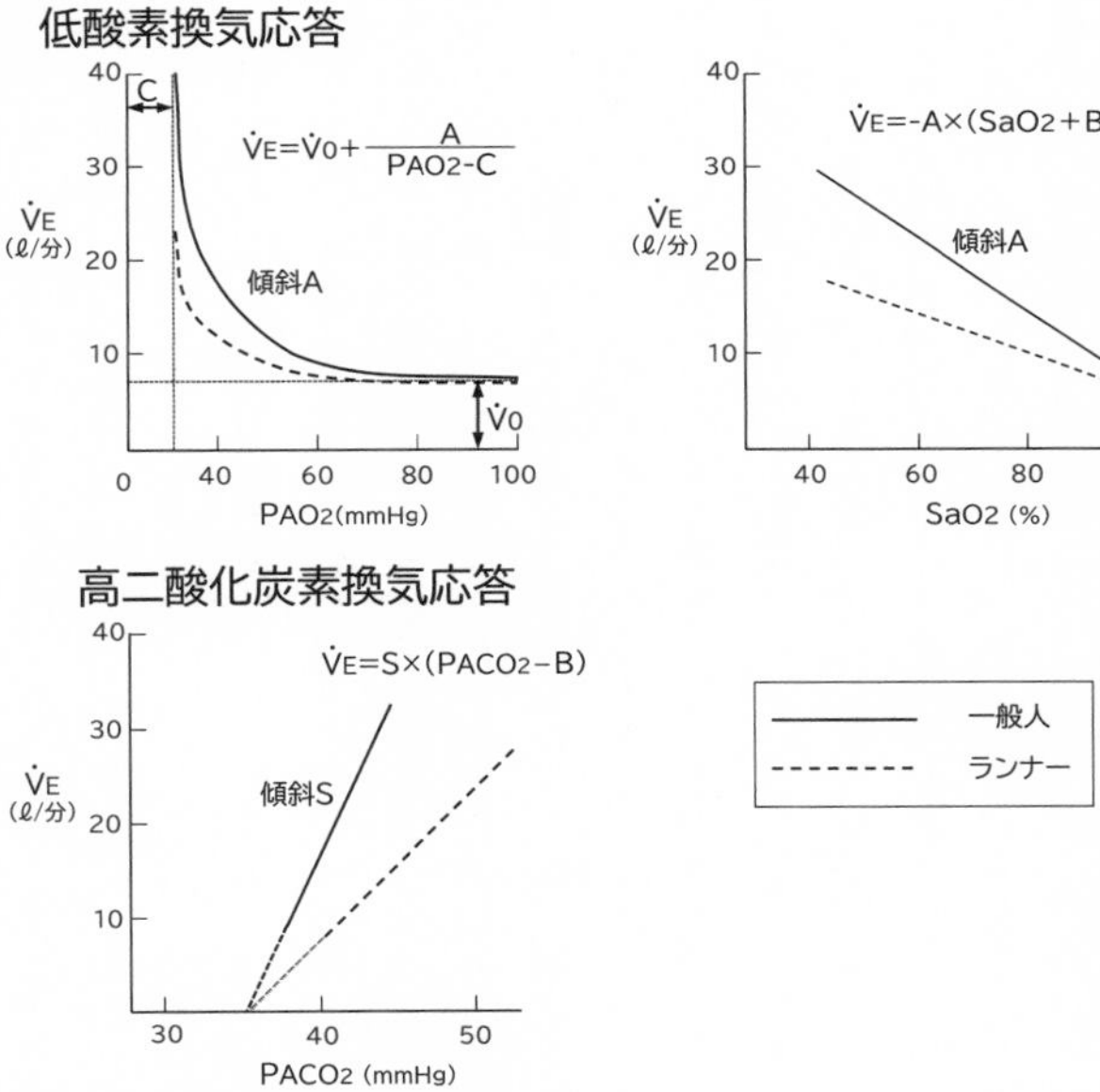

図23. 化学感受性の求め方

V̇E：毎分換気量，PAO_2：肺胞気酸素分圧（肺胞気式で算出），$PACO_2$：肺胞気二酸化炭素分圧（≒呼気終末二酸化炭素分圧），SaO_2：動脈血酸素飽和度（≒SpO_2）

低酸素に対する換気の感受性、および高二酸化炭素に対する換気の感受性を求めるグラフ。一般人に比べ、ランナーは傾斜が緩く感受性が鈍い。（片山敬章「換気の化学感受性」宮村實晴・編『運動と呼吸』、真興交易（株）医書出版部、2004より）

二酸化炭素が溜まり、呼吸中枢を刺激するのに呼吸できないというミスマッチが、呼吸困難感を引き起こすからなのです。実際、息をこらえていても、SpO_2はほとんど低下しません。そのため、息をこらえることができる時間が長い人は、二酸化炭素の感受性が鈍い人だといえます。これについては、おもしろい知見があるので、この後のコラム2で詳しく述べたいと思います。

それでは、これらの呼吸の化学感受性はトレーニングで変わるものなのでしょうか？

図23の点線は、持久力トレーニングを積んだランナーのものです。3つのグラフとも傾きが小さいことから、長距離選手は低酸素および高二酸化炭素に対する感受性が鈍いといえます。これは運動自体が、体内を低酸素、および高二酸化炭素の状態にさせるため、日頃のトレーニングにより、適応（脱感作：繰り返しの刺激で感度が鈍ること）が起こっていることが推察されます。実際、持久力トレーニングによって、両方の化学感受性が低下することが報告されています。ただし、これらの呼吸の化学感受性は遺伝による影響があることも示唆されており、遺伝と環境（トレーニング）の両方の要因が、運動選手の呼吸の化学感受性に影響を与えるといえます。

一方、肥満者、慢性心疾患患者、腎不全患者、喫煙者などでは、呼吸の化学感受性が低いと報告されており、疾病や日常的運動との関連もあるといえます。

以上のように、呼吸器官の受容器からの入力と化学受容器からの入力が合わさり、脳幹（延髄と橋）にある呼吸中枢が刺激され、呼吸が調節されています。このように大脳皮質が関与せず、呼吸中枢で自動的・無意識に調節される呼吸は「不随意呼吸」と呼ばれます。

各受容器からの情報は、呼吸中枢だけでなく、脳幹の上にある間脳の中の「視床」と呼ばれる、感覚入力の中継所を経由して大脳に伝えられ、大脳感覚野で感覚として感知されます。また、脳の中心には、脳幹を取り巻くように情動や本能、および記憶や自律神経が関係する、帯状回、扁桃体《へんとうたい》、海馬からなる「大脳辺縁系」と呼ばれる部位があります（１１４頁図21参照）。

この大脳辺縁系には、各受容器からの情報が視床経由で伝えられるほか、大脳皮質とのコネクションもあり、さらに呼吸中枢（呼吸調節中枢）にも抑制または促進の刺激を送ります。

皆さんも経験したことがあると思いますが、不安や怒りなどの感情（＝こころの動き：情動）によっても呼吸は速くなったり、遅くなったりしますね。これは「情動呼吸」と呼ばれます。こころと呼吸は深く関係しています。これについては、第5章で詳しく述べたいと思います。

呼吸が苦しいという感覚は、「呼吸困難感」という言葉で表現され、主観的な呼吸時の不快感として、例えば慢性閉塞性肺疾患（ＣＯＰＤ）患者の呼吸のしづらさを数値化して聞くなど、臨床場面でもよく使われています。これには、ゼーゼーする息切れのほか、息をこらえたときのように、化学受容器反射の異常亢進による不快感（呼吸飢餓感）や、呼吸筋トレーニングで呼吸抵抗をかけたときの呼吸ドライブ（呼吸中枢からの呼吸指令）の異常亢進による不快感（努力感）

なども含まれます。

この呼吸困難感が起こるメカニズムとして、これまで説明したように、化学受容器や呼吸器官にあるさまざまな受容器からの感覚野への入力と、呼吸中枢から呼吸筋への運動指令とのミスマッチで起こるという説（末梢－中枢ミスマッチ説）が有力です。また、この呼吸困難感では、不快感として、先ほど述べた大脳辺縁系も関係することが示唆されています。ただ、この呼吸困難感はトレーニングで軽減することができ、第1章の呼吸筋トレーニングで述べたように、呼吸困難感が軽減されれば、運動パフォーマンスが向上する場合もあります。

③ 呼吸は随意に変えられる

さて、ふだん、呼吸は自動的・不随意に（無意識に）行われていますが、深呼吸をしたり、息を止めたり、巷《ちまた》で流行っている呼吸法を行う時など、自分の意志で変えることも可能です。

心臓や血管の動きは、自分の意志で変えることはほとんどできませんが、呼吸は自分で変えることができるのです。

これは呼吸筋が骨格筋であり、脚や手の筋肉同様、随意に動かすことが可能な随意筋でもあることによるもので、この呼吸を「随意呼吸」と呼んでいます。

例えばバッターがボールを打つといった随意運動の場合、投手の投げたボールを受容器（目）

で感知して、感覚神経を経由し、大脳皮質感覚野に情報が伝わり、前頭にある大脳皮質連合野で過去の情報（記憶）との照合や意志などの認知機能の修飾を受けながら、どの筋をどのように動かすかといったプログラミングを行い、最終的に大脳皮質一次運動野から運動指令が出ます。それが錐体路という神経線維群を通って脊髄に伝わり、運動神経を経由して各筋に命令が送られ、ボールをうまく捉えるように筋を収縮させ、バットを振るという動作を行っています。

呼吸の場合も同様に、大脳皮質連合野でプログラミングし、大脳皮質一次運動野から出された運動指令が横隔神経や肋間神経に伝えられ、横隔膜や肋間筋などの呼吸筋が収縮します。

脊髄損傷患者など不随意呼吸ができない場合でも、呼吸は随意にできることから、この随意呼吸の指令は大脳皮質から錐体路を経由してダイレクトに脊髄に伝わり、呼吸中枢をバイパスして、呼吸中枢とは独立して起こるとされています。ただし、大脳と呼吸中枢はいくつかのコネクションを経てつながっており、随意呼吸中に呼吸中枢のある脳幹の活動が増加することが、脳のMRIを使った実験で示されています。このことから、随意呼吸に呼吸中枢が関与している可能性も示唆されています。

いずれにしても、随意呼吸の刺激のほうが大きければ、不随意呼吸を即座に変えることができます。ただし、随意に過換気を続けると、二酸化炭素が過剰に排泄されるため、化学受容器が呼吸を抑制するように呼吸中枢を刺激し、そちらが大きくなると過換気にブレーキがかかります。

ふだんの呼吸は、このように不随意呼吸と随意呼吸が合わさって起こるものなのです。

安静時の呼吸数は、肺の大きさも影響するので、乳幼児からの発育過程では少なくなる特徴があります。

では、成人以降、呼吸リズムやパターンは、トレーニングで変えられるでしょうか？　また、巷で流行している呼吸法をやれば、ふだんの呼吸も変えられるのでしょうか？

先ほどお話ししたように、呼吸リズムは、二酸化炭素の感受性などさまざまな影響を受けながら、呼吸中枢で自動的に形成されています。随意で呼吸を調節することと、呼吸中枢による呼吸調節は独立しており、随意で呼吸を変えても、呼吸中枢が鍛えられて変化するわけではありません。たしかに、神経には可塑性があるので、繰り返していればその環境に適応しますが、随意呼吸と不随意呼吸は違う経路（神経）を通って呼吸筋に指令が送られるので、呼吸中枢は随意呼吸の影響を受けにくいといえます。

意識すれば呼吸は変えられますが、意識がなくなればいつもの不随意呼吸に戻ります。ただし、前項で述べたように、呼吸の化学感受性がトレーニングで変わるので（感受性低下）、それによって呼吸リズムも変わる可能性はあります。このことについては、第5章の呼吸法のところでも述べたいと思います。

コラム2　無呼吸と高酸素の影響

「呼吸をしない＝息こらえする」とどうなるでしょうか？

一般人の息こらえは30～90秒くらいが限度です。呼吸をしないと体内の酸素が減って二酸化炭素が増えていきますが、どちらも化学受容器反射で呼吸を促進しようとします。先ほど述べたように、高二酸化炭素のほうが呼吸中枢を強く刺激します。呼吸中枢が刺激されても呼吸できないので、その矛盾によって呼吸困難感がどんどん高まり、限界に達します。二酸化炭素の感受性が低い人、酸素をあまり使わない代謝の効率がいい（≒基礎代謝量が低い）人は有利です。また、肺活量やヘモグロビン／ミオグロビン量が多い方が酸素をたくさん溜めておけます。さらに、練習や精神修業で不安感をなくし、余分な酸素を消費しないことも重要です。

潜水（ダイビング）は息こらえ状態での運動で、水深、水圧の影響も受けます。一流のダイバーは、アプネアというダイビング競技中に、水中で10分以上も呼吸が止められ、１００ｍ以上も潜ることができます。なぜそんなことができるのでしょうか？

息こらえすると、反射的に心拍数が低下し（徐脈）、交感神経活性化による末梢の血管収縮、それによる血圧上昇が起きます。さらに、25℃以下の冷水に顔をつけると、副交感神経が亢進し、心拍数を下げる「顔面冷却」の影響も加わります。これらをあわせて潜水反射（Diving reflex）と呼びます。

この潜水反射の影響で、酸素利用が抑えられ、水中では息こらえが長く続きます。この潜水反射は一流ダイバーやクジラなどの水生哺乳動物でより強く働き、潜水中に心拍数が毎分20～30拍まで低下することもあります。

一流ダイバーが深く長く潜れるのは、二酸化炭素感受性が低いからだと思われがちですが、そうでない場合もあり、はっきりしていません。訓練によって、呼吸中枢での反射的な不随意呼吸が低減したり、肺活量やヘモグロビン等の増加が起こっていることが考えられます。

また、深く潜れば潜るほど水圧がかかり、通常は50ｍも潜れば肺胞が潰れてしまい、そのあたりがスキンダイビングの限界とされています。しかし一流ダイバーは潜水反射が強いので、末梢血管を強く収縮させて血液を胸部に送り、胸郭を拡張させることで肺胞が潰れるのを防いでいるようです。

さらに、彼らは潜る前にパッキングと呼ばれる特殊な呼吸法を実施し、強制的に肺胞に空気を詰め込んでいます。思い切り吸い込んだ後、少しずつ空気を飲み込む感じです。一般の人は肺が破裂する恐れがあるので、行わないほうが無難です。

そのような一流ダイバーでも、浮上し、あと少しで水面という時に、失神してしまうこともあります。これは「シャローウォーター・ブラックアウト」と呼ばれ、実は一般人のスキンダイビングの死亡事故の大半はこれが原因といわれています。潜る前に深呼吸を何回もする（過呼吸）と、体内では酸素はそれほど増えませんが、二酸化炭素が多く排泄され、血中の二酸化炭素分圧が低いところで潜り始めます。潜っていくと酸素がどんどん使われていきますが、二酸化炭素分圧はもともとが低いので、あまり増加せず、苦しくならないので、つい長い時間潜ってしまいます。浮上時には酸素はかなり減っており、水面近くでついに脳に酸素が行かなくなって失神してしまいます。深く潜る前は1～2回大きく呼吸するにとどめましょう。

では、逆に酸素が多い時はどうなるでしょうか？

ちょっと前に酸素バーや、酸素水などが流行りましたね。これらに効果があるかどうかは、もうわかりますね。通常環境で高酸素（30～80％）を吸入しても、ヘモグロビンとの結合度（酸素飽和度）は安静でほぼ100％近いですし、酸素が物理的に血液に溶け込む量はごく僅かなので、ほとんど、余分な酸素は取り込めません。また、仮に血液中に酸素がたくさん取り込まれたとしても、同じ状態なら組織や活動筋で使われる酸素量は変わりません。結局、使われない余分な酸素は肺胞に返ってきて、外に吐き出されるだけです。運動時も中強度までの場合、第3章で述べるように酸素の供給は足りているので、高酸素吸入の効果はあまり望めません。

ただし、高酸素を吸入すると、同じ酸素量を摂取するのに、換気量が少なくてすむ（＝呼吸数が少なくてすむ）ので、多少ゆっくり深い呼吸となります。ゆっくり呼吸は、第5章で詳しく述べますが、安静時はリラックスできますし、呼吸筋を多少とも使わなくてすむので、運動が少し楽になる可能性はあります。これは高酸素の二次的効果です。

また、へばる近くの激しい運動の場合、とくに動脈血酸素飽和度が低下しやすい長距離選手では高酸素吸入は効果があり、パフォーマンスは上がります。しかし、酸素ボンベを背負って走るわけにはいきませんので、運動中の高酸素吸入は現実的ではありません。

それでは、通常の数倍の酸素を溶け込ませたという酸素水を飲んで運動すると、パフォーマンスは上がるでしょうか？

これもだいたい答えはわかりますね。実は20年近く前、あるメーカーから、高濃度酸素水を飲んで運動するとパフォーマンスが上がるか検証してほしいという依頼を受け、実験したことがあります。詳しいことは、私のホームページに載せているので、興味のある方はご覧ください。予想通り、酸素水は長距離選手の持久能力を高めませんでした。健康関連商品／食品は、魅惑的な宣伝で消費者を惑わせますが、効果を見極める眼力をこの本で養ってもらえればと思います。

では、運動後に酸素吸入を行うと回復が早いでしょうか？　激しい運動の後、スプレー缶で酸素吸入をしているのを、テレビなどで見かけますね。強度が強く、動脈血酸素飽和度が90％近くまで下がっている場合は、運動直後に酸素吸入をすることで、１００％近くまですぐに回復し、呼吸も早く楽になります。しかし、通常の空気吸入でもすぐに回復できます。

一方、軽度の高気圧（1・3気圧）、かつ軽度の高酸素（30〜40％程度）にした高圧高酸素カプセルでは、物理的に血液に溶ける溶解型酸素が、通常の約3倍に増えます。しかも、溶解型酸素は、ヘモグロビンと結びついた大きな構造体ではなく、小さい酸素単体で移動できます。その結果、通常は（ヘモグロビンと結合した）酸素が届かない細い血管の先、末梢の細胞まで酸素を行きわたらせることができるのです。関節などに炎症がある場合、このカプセルに滞在することで、酸素が患部に行きわたり、炎症などを抑えることができ、治りが早くなるといわれています。また、運動後の軽度高圧高酸素で、筋痛や疲労感が低減されたという報告もあります。少しは効果がありそうです。常圧の酸素カプセルは、常圧での高酸素吸入と効果は同じです。

第3章 持久運動での呼吸の動態とメカニズム

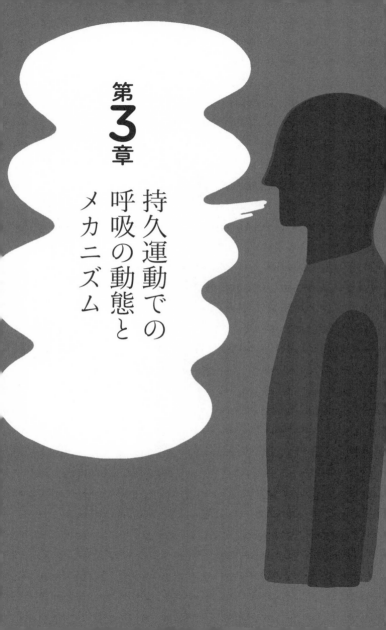

第1章では主に安静時の呼吸について述べてきましたが、運動をしている時には安静時と少し違った仕組みが働きます。また、それには第2章で見た代謝が大きく関係しています。体には運動に必要なエネルギー量（代謝量）に見合うように、換気量を上げる仕組みが備わっているからです。

さらに、呼吸は、心臓などの循環と違い、随意に（自分の意志によって）そのパターンを変えることができるという特徴もあります。それならば、運動時に意識的に呼吸を変えれば、運動が楽になるのでは？　と思われるかもしれません。

この章では、運動時の呼吸を中心に、体ではどのようなことが起こっているのかを見ていきたいと思います。

1. 運動時の実際の呼吸と呼吸法

(1) 実際の運動での呼吸

皆さん、運動をしてますか？　運動の効果には、

〈1〉身体的効果：体力（スタミナや筋力）の向上、生活習慣病の予防、ダイエット、認知機能の向上。

〈2〉精神的効果：気分転換、ストレス発散。

〈3〉社会的効果：コミュニケーションの拡大、経済的効果（医療費削減）。

などが挙げられます。

運動されている方は、健康のため、美味《おい》しいお酒を飲むため、持久力（スタミナ）を向上させるため、競技としてマラソン大会などに出るためなど、それぞれ違った目的で実践されていると思います。そこで、目的別（強度別）に分けて、運動時のとくに「走る」時の呼吸について解説します。

① 健康のために走る――ジョギング、速歩など

健康のために運動する場合、過度に強い負荷は不要です。苦しいと嫌になってしまいますし、長続きできない原因にもなります。ここで重要なポイントは、「乳酸／換気閾値《いきち》」以下で走ることです。後で詳しく述べますが、乳酸／換気閾値とは、疲労の指標となる乳酸が溜まり始め、換気が急増するような運動強度、またはスピードのことです。これらの値は実験室で測定しないと正確にはわかりませんが、ふだん走る時にいろいろペースを変えてみて、脚が急に重たくなったり（乳酸閾値）、呼吸が急にハアハアしだす（換気閾値）あたりでの運動の速さを覚えておいて、それ以下で走ることを目安にすることができます。ようするにつらくなったら、少しペースを落とせばいいのです。

乳酸／換気閾値は、一般の人では最大能力の50～60％程度で、これを心拍数でいうと、（最高心拍数－安静時心拍数）×50～60％＋安静時心拍数が目安となります。（最高心拍数－安静時心拍数）を予備心拍数といいます。最高心拍数はだいたい「220－年齢」で推定できますし、安静時心拍数は、日ごろ落ち着いた時に測っておきましょう。最近では、スマートウォッチなど心拍数をモニタリングしてくれるデバイスが手ごろな価格で販売されていますね。

例えば、50歳で安静時心拍数が70の人は、｛（220－50）－70｝×（0・5～0・6）＋70＝120～130（拍／分）になります。これは主観的に「ややきついな」と感じるくらいです。あく

までも、これは上限値なので、実際はそれ以下になるように行うことが大切です。ブルーバックスの『ランニングする前に読む本』（田中宏暁・著）の中には「にこにこペース」という走り方が紹介されています。この走り方がちょうどいいでしょう。興味のある方は、ぜひ読んでみてください。

これらの閾値以下で走ると定常状態に達し、体の中では有酸素系エネルギー供給機構でほぼ賄え、乳酸も溜まらないので、長い時間走り続けることが可能になります。長時間運動することで、エネルギーがたくさん消費され、メタボ解消とダイエットになります。また、血管にいい刺激となり血管系疾患の予防になりますし、この強度である程度の時間走っていると、ランナーズハイと呼ばれる、高揚感や満足感を感じる状態になることもあります。これは、β－エンドルフィン、最近では内因性カンナビノイドという麻薬のような作用を持つホルモンが、脳内に分泌されるために起こるのだといわれており、ランナーズハイが、走ることが病みつきになる原因だともいわれています。一種の中毒状態ですね。

このような中程度までの運動でも、やはり苦しくなる時があります。この後の節で詳しく見ていきますが、スタート直後はすぐに有酸素系エネルギー供給機構が働かず、酸素借が生じます。酸素借とは、運動開始初期にできる体内での酸素必要量と酸素供給量との間の差＝不足している酸素の量のことです。ようするに酸素を借金しているようなイメージです。その結果、乳酸が溜まり、筋が張った感じになります。これを少なくするには、酸素摂取量の立ち上がりを早くすることで、そのためには持久力トレーニングを積むことです。

また、走っていると脇腹に差し込むような痛みが一過性に現れることがあります。この脇腹痛の原因は、

- 内臓（右脇腹の肝臓）や横隔膜、腹膜などが運動で揺れて他の臓器に当たったり、こすれたりする。
- 運動で急に内臓（左脇腹の脾臓）や横隔膜が収縮してけいれんを起こす。
- 腸内のガスが運動で腸の一部分（左側）に溜まって神経を刺激する。

といった、いくつかの原因が挙げられており、どれが主要因かははっきりしていません。

この脇腹痛は一流選手でも起こります。脇腹痛が出た時の対処法としては、

- 痛くなった方の脇腹を伸ばす。
- 深呼吸を2～3回する。
- なるべくゆっくり深めに呼吸する。
- ペースを落とす。

ことです。

また、この予防としては、

- 腹筋や体幹筋を鍛え、内臓を動きにくくする。
- 食事は消化のいいものを2時間前までにすませる。
- ウォーミングアップで体を慣らしておく。

などが挙げられます。

② 持久力を上げるために走る——インターバル・トレーニング

全身持久力を知るためにいちばんの指標となるものが「最大酸素摂取量」と呼ばれる値です。これは運動の限界まで運動強度を上げていったときに取り込む酸素量として表されます。

もし、持久力の最大値を上げたいと思うなら、やはり、へばる強度近くで運動を実施する必要があります。ヒトは適応する生きものであり、高い強度でトレーニングすると、体はそれに合わせて変化します。

また、もう一つの持久力の指標である乳酸/換気閾値も、高い強度まで乳酸が溜まらないようにすることが大切です。とくにこの適応は長距離種目で有利に働きます。そのためには、乳酸閾値以上の高い強度でトレーニングし、有酸素能力を高めるとともに、乳酸を早く除去する能力もつける必要があります。

一般人の場合、乳酸閾値は最大能力の50～60%の強度なので、最大の70%以上のなるべく高い強度でトレーニングする必要があります。しかし、困ったことに乳酸閾値以上は、長時間運動を持続することはできません。そこで考え出されたトレーニング方法が、軽い運動を挟んで強度の高い運動を短時間行うことを繰り返す、「インターバル・トレーニング」です。

例えば、陸上競技のトラックを使って、1000mをベストの80~90%のペースで走り、次に400mジョギング（2分程度）を行います。これを5~10セット連続して行う方法がトレーニングに用いられています。これは、「ミドル・インターバル」とも呼ばれます。

一人で実施する場合は、電信柱5本分を速く走って、次の5本分はゆっくり走る、坂道が100m以上続くところや長い階段があれば、全力近くで駆け上がり、ゆっくりジョギングで降りてくる、という走り方を繰り返す（これは「ショート・インターバル」と呼ばれます）方法もあります。

最近では、もっと強度を強くし、20秒間全力の全身運動を、10秒の休息を挟んで8セット行う、「高強度インターバル・トレーニング（HIIT：High Intensity Interval Training）」という

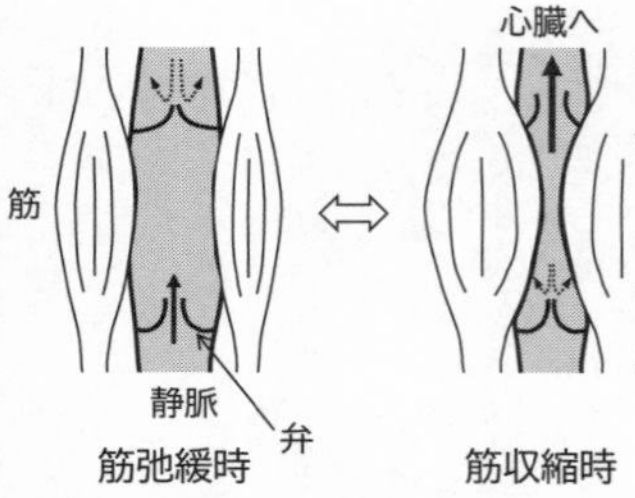

図24. 筋ポンプ作用

静脈には弁があり、末梢側に血液が逆流しないようになっている。静脈の周りの筋が収縮すると膨らんで両側から静脈を押し、心臓方向へ血液を押し出す。筋が弛緩すると静脈内は陰圧となり、末梢側から血液が流れ込む。筋が収縮–弛緩を繰り返すことで、筋がポンプのように血液をリズミカルに心臓方向に送り出す。

方法も流行っています。ただし、これは長距離走／有酸素性のトレーニングというより、中距離走や球技種目のための無酸素性＋有酸素性のトレーニングといえます。

50歳以上になると走るのが大変になってくるので、速歩‐ゆっくり歩行を繰り返す、「インターバル速歩」もおすすめです。詳しいことはブルーバックスの『ウォーキングの科学』（能勢博・著）をご覧ください。弱い運動を挟むのは、心肺機能を完全に安静時まで戻さず、高めの状態に維持して次に備えるため、疲労物質を早く除去するためという効果があります。

図24で示すように、運動後に軽い負荷でリズミカルに運動する（積極的休養）、つまり脚の筋が収縮‐弛緩を繰り返すと、静脈には末梢側に血液が逆流しないように弁が付いているので、筋収縮で静脈を圧迫し、心臓方向に血液を押し出します。弛緩時は、逆に血液が末梢側から流入します。これは筋ポンプ作用と呼ばれています。この作用には、溜まった乳酸などを別の筋などに運んで除去することで、回復を早める意図があります。運動後に立ち止まってしまうと、筋ポンプが使えず、乳酸などの疲労物質が局所に溜まったままになります。

③ トレーニングすると何が変わる？

ハードなトレーニングを行うと、体にはさまざまな効果が出てきます。

もちろん強度の低い健康のための運動でも、続ければ体にいい効果が現れます。

では、実際に持久力トレーニングをすると、何がどう変わるのでしょうか？

表2に示すように、形態的な変化としては、心肥大、血管拡張・弾力化、毛細血管数増加、呼吸筋発達、ミトコンドリア数増大、ミトコンドリア内の酵素活性増大のほか、運動時の脂肪利用の促進による体脂肪減少（体組成変化）、などが起こります。

その結果、持久的能力のいちばんの指標である体重あたりの最大酸素摂取量が増加します。最大値が上がると、体力的に余裕ができます。

定常負荷運動では、酸素摂取量の立ち上がりが速くなり、酸素借が減りま

<table>
<tr><th colspan="2">影響するパラメータ</th><th>トレーニングによる変化の程度</th></tr>
<tr><td>1秒率、
呼吸筋力（PImax, PEmax）</td><td rowspan="2">最大毎分換気量、
MVV</td><td>＋</td></tr>
<tr><td>肺活量、1回換気量（呼吸数）</td><td>−</td></tr>
<tr><td colspan="2" rowspan="2">換気血流比、肺拡散能、換気効率（呼吸数）</td><td>＋</td></tr>
<tr><td>＋</td></tr>
<tr><td colspan="2">一回拍出量、最大心拍出量</td><td>＋＋＋</td></tr>
<tr><td colspan="2">血管径、血圧、FMD、PWV、CAVI</td><td>＋＋</td></tr>
<tr><td colspan="2">筋血流量（血流配分）</td><td>＋</td></tr>
<tr><td colspan="2">ヘモグロビン量、血漿量（心拍出量にも影響）</td><td>＋＋</td></tr>
<tr><td colspan="2">毛細血管密度、毛細血管血流量</td><td>＋＋</td></tr>
<tr><td colspan="2">乳酸生成量、乳酸閾値、動静脈酸素較差、酸素摂取量の時定数</td><td>＋＋＋</td></tr>
</table>

PEmax：最大呼気圧、MVV：最大随意換気量、FMD：血流依存性血
CAVI：心臓足首血管指数（血管の硬さ）、動静脈酸素較差：筋での酸

＋は少し改善、−はほとんど改善しないことを示す。

の影響

す。また、呼吸数が少なくなるので、毎分換気量も少なくてすみ、応答も速くなります。また、漸増負荷運動では、負荷が同じ（必要なエネルギーは同じ）場合には、トレーニング前後でほぼ同じ酸素摂取量ですが、トレーニングによって高い負荷まで運動できるようになるため、最大酸素摂取量の絶対値が上昇します。これは、表2にあるように、心機能（心筋収縮力や心容積）の向上による一回拍出量および最大心拍出量の増大、毛細血管の発達や筋の酸化能力（酵素活性）向上によるものです。また、呼吸筋発達による最大換気量増大、肺血流量やヘモグロビン量増加などによる肺拡散能力の増大

機能		能力	器官	トレーニングで変化するもの
酸素供給能	呼吸機能	換気能	呼吸筋	呼吸筋（筋力・持久力）
			肺（胸郭）	肺容量（胸郭柔軟性）
		肺拡散能	肺（肺胞）	肺胞換気量
	循環機能		肺（毛細血管）	肺血流量
		心機能	心臓	心筋収縮力、心容積
		血管機能	動脈	血管（太さ・柔軟性・拡張性）
				血流量
		血液機能	血液	血液性状、血液量
		組織拡散能	毛細血管	血管（数）、血流量
酸素利用能	代謝機能	酸化能	ミトコンドリア	ミトコンドリア（数・機能） 酵素活性

換気血流比：肺胞換気量/肺血流量（通常0.8）、PImax：最大吸気圧、
管拡張反応（血管の拡張性）、PWV：脈波伝播速度（血管の硬さ）、
素の抜き取り
トレーニングによる変化の欄で、+++は大幅に改善、++はやや改善、

表2．持久力（酸素摂取能力）の規定要因とトレーニング

も影響します。とくに、最大心拍出量の増大が、最大酸素摂取量（＝最大能力）の増大をもたらすとされています。また、最大より下では、乳酸閾値が高くなり（高い負荷まで乳酸が溜まらない）、最大の乳酸産出量も高くなる（耐乳酸能力の増大）ことや、同一負荷で心拍数減少（一回拍出量増大）と、呼吸数低下（一回換気量増大）が起こり、効率的な呼吸が可能となります。さらに、第1章の呼吸筋の説明でも述べましたが、高い負荷で呼吸筋をトレーニングすると、激しい運動での呼吸困難感が低減し、呼吸が楽になります。持久力トレーニングでこれらの適応が起こり、同じ強度の運動でも楽に行えるようになり、最大能力も上がるので、パフォーマンスも上がって記録もよくなります。

健康のための運動では、ここまでの大きな改善は望めませんが、心臓・血管を適度に使用することで、動脈硬化を防ぐことが可能です。ゴムホースも使わず放っておくと固くなってボロボロになりますが、適度に使っていれば弾力性を保てることと同じです。動脈硬化は脳卒中などの脳血管疾患、心筋梗塞などの虚血性心疾患の元凶です。軽い負荷でも運動を続けることは、やはり体にいいことがわかります。

④ 100m走でも呼吸している

ここまでは、持久性の運動について見てきました。では、100m走のような短時間の全力運動では、どのようなことが起こるのでしょうか？　このような運動を持久的な有酸素運動に対して、無酸素運動と呼ぶこともあります。

このような運動の場合、一時的に大量のエネルギーが必要となることが特徴です。そのため、「有酸素系エネルギー供給機構」では代謝量を賄いきれず、第2章で紹介した無酸素性の「ATP－CP系」と「解糖系」のエネルギー供給機構が主に使われます。

とくに、全力で40～60秒走る４００ｍ走は、この無酸素性エネルギー供給機構の限界を少し超えているため、最後の１００ｍ付近では筋が疲労して脚が上がらなくなります。４００ｍ走が過酷な競技だといわれるのは、これが原因です。４００ｍ走を走り終えると、よくお尻の筋がつった状態になります。これは競技者の中で「ケツワレ」（お尻が割れたのではないかと思うような痛みがあります！）と呼ばれますが、筆者も学生時代、４×４００ｍリレーに駆り出され、走り終わって死んでいました。「死んでしまう」というのも競技者のあいだで使われる言葉ですが、まさに自力では動くことができず、脚の筋に溜まった乳酸を押し流すこともできない状態になります。ジョギングなどして、先ほどの筋ポンプ作用を使うことができればいいのですが、まったく動けません。この場合、仰向けに寝転がって、付き添いの人に足首を抱えてもらい、足先を上げた状態で、脚を振ってもらっていました（受動的筋ポンプかもしれませんね）。陸上競技の大会などで、このような光景を見たことがある方もいらっしゃるのではないでしょうか。

さて、これらの短距離走中の呼吸法ですが、冒頭にふれたようにこれらは「無酸素性」という言葉で呼ばれることがあります。そのため短距離走では呼吸を止めて走ると思っている人がいるようですが、これは間違いです。

100m走では、酸素が口から入って筋で使われるまでに運動が終わってしまうため、呼吸しなくても走れますが、呼吸を調節する神経系のメカニズム（後述します）によって、走りながら自然に呼吸しているはずです。ただ、意識的に大きく呼吸をして過換気になるのはよくありません。これは、体の自動的調節機構に任せましょう。400m走になると、走っている時間から、少し有酸素系の代謝も働き始めます。この場合は、乳酸を除去する（二酸化炭素を排泄する）意味でも、呼吸を止めずに（たくさん呼吸する必要はありませんが）、しっかり吐くことが重要です。呼吸は、吐けば、必ず吸います。

2. 運動する時「呼吸」には何が起こるのか

前節では、実際の運動時を例に、呼吸を中心とした体への効果や大まかなメカニズムを紹介しました。少し実用的な解説をしましたので、ここからは実際にそれらの運動が行われていると き、体の中ではどのようなメカニズムが働いているのか？　より科学的なアプローチで見ていきたいと思います。

(1) 運動時の呼吸応答

① 運動開始時には呼吸が安定するのに時間がかかる

ジョギングなどの運動を始めると、走り始めに息苦しさを感じ、だんだんと息が上がります。しかし、不思議なことに、これはある点から落ち着いてきます。

これはどのような仕組みなのでしょうか？

最初にこのような持続的な運動状態での、体の応答を測定するための方法を紹介します。

運動に対する生体応答について研究するさいには、まず運動様式を決める必要があります。これには、負荷の設定が簡単で、仕事率（＝パワー、単位：W）を一定に（速く回せば軽く、ゆっくり回せば重く）できる、電磁ブレーキ式自転車エルゴメーター（図25）がよく用いられます。さらに、この自転車エルゴメーターでは、安静（静止）状態または、軽いウォーミングアップから ステップ状に負荷（仕事率）を上げ、一定の仕事率で漕《こ》ぐ「定常負荷運動」という方法と、漕ぐ速さ（回転数）を50～60回転／分で固定し、ブレーキを徐々に強くしていき、へばるまで測定を続ける「漸増負荷運動」の2通りがあります。

皆さんも行っているジョギングや自転車運動では、一定の速度（強度）で走る／漕ぐことが多いと思います。これが定常負荷運動です。一定の速度で楽に走れるということは、体、とくに呼吸にとってはどのような状態でしょうか。それは、酸素の需要と供給が一致し、体内の恒常性（ホメオスタシス）が保たれた状態だといえます。

安静状態から運動を始めた時、できるだけ早くこの状態に持っていく必要がありますが、この応答の仕方は、環境や対象者によって変わります。これを測定する時に用いるのが「ブレス－バイ－ブレス法」です。

生体現象や物理現象では、ステップ（階段）状の入力／刺激（例：自転車のペダルの抵抗変化など運動負荷の急増）があった場合、出力（換気量など）もステップ状に応答するわけではなく、図26に示すように、最初は急激に立ち上がり、だんだん

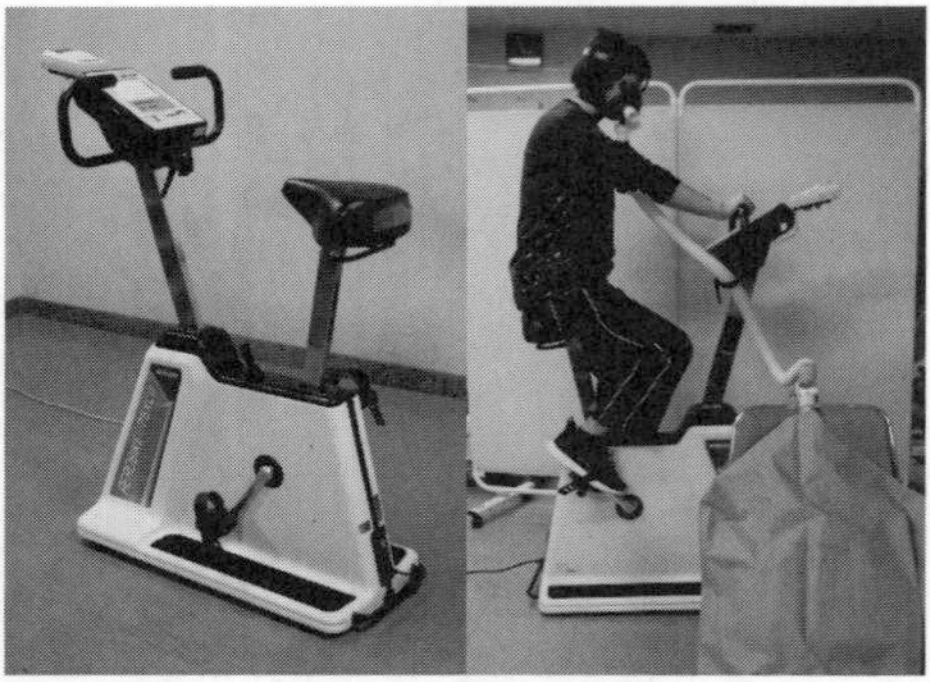

図25. 電磁ブレーキ式自転車エルゴメーター

コイルに電流が流れる時に生じる電磁力が、フライホイールの回転を妨げるブレーキ力，つまり負荷となることを利用し、負荷をプログラミングによってある程度自由に変えることが可能な自転車エルゴメーターが、電磁ブレーキ式自転車エルゴメーターである。ギアにセンサーをつけてリアルタイムで回転数を検出できるようになっており、漕ぐ速さが変わっても、電圧（≒ブレーキ力）を変えることにより、回転数×負荷である仕事率を、瞬時に一定に保つことができる。
写真・コナミスポーツ株式会社のエアロバイク75XLIII

と緩やかになって一定に近づく応答を示すことがよくあります。これは「一次遅れ系」といわれ、データを図にあるような式にあてはめる（フィッティングする）ことにより、そこから算出される時定数（タウ：τ、単位：秒）で立ち上がりの速さを、ゲイン（最終値－初期値）で反応の大きさを、数学的に求めることができます。ここで、時定数とは一次遅れ系において「立ち上がりの時（初期値）の傾斜のまま定常値まで到達したと仮定した時間」、または「過渡現象における最終値（定常値）の約63・2％に達するまでの時間」を指します。

この時の特性として、時定数の3倍の時間で最終値の95％まで、4倍の時間で98％まで到達します。時定数が短いと立ち上がりが早い（応答が速い）といえます。

図27は、一般成人男性に対し、自転車エルゴメーターで

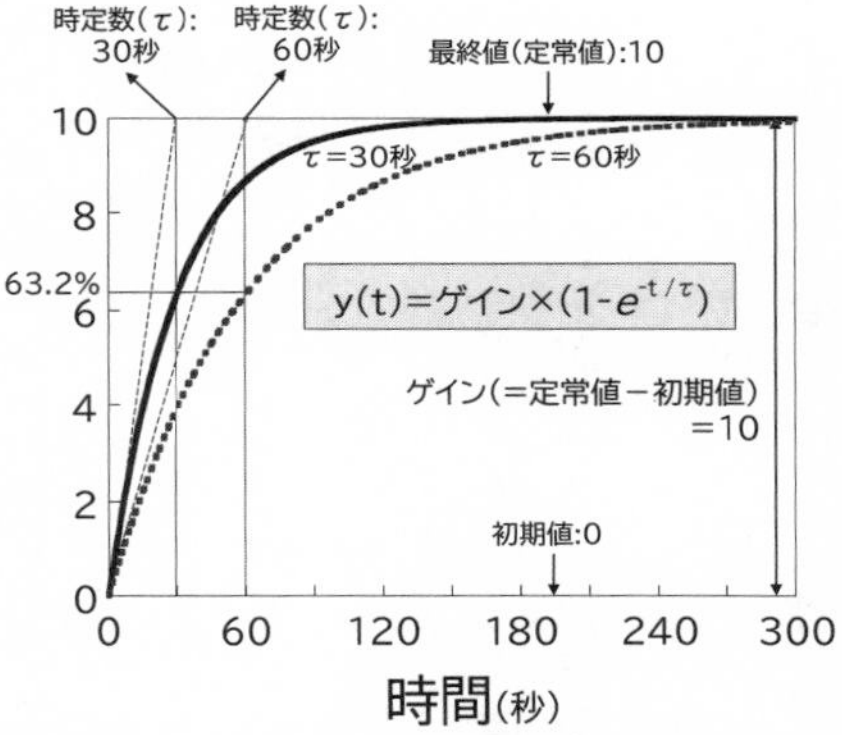

図26. 一次遅れ系の模式図

τ：時定数，e：ネイピアの数，自然対数の底で2.7182818，t：時間．ステップ状の刺激に対する一次遅れ系の応答を示すグラフ。反応の特性を、反応の大きさ（ゲイン：最終値－初期値）と、反応の速さ（時定数；τ）で表すことが可能となる。時定数の３倍の時間で最終値の95％、４倍で98％に到達する。実際にはギザギザした測定データに対し、灰色枠内のモデル式を作り、データ解析ソフトを用いて、誤差がいちばん少なくなるようにフィッティングし、ゲインやτを求める。

ステップ状に中強度の定常負荷をかけ、安静から50～60（回転／分）の速さで4分間漕いでもらった時の、呼吸関係のパラメーターの変化を示した模式図です。

まず呼吸数ですが、3段目の図のように、1呼吸目から急増し（呼吸が速くなる）、20秒以降はじわじわ上昇していき、3分ほどで一定になります。

また、4段目の一回換気量は、開始とともに直線的に緩やかに立ち上がり、2分程度で定常に達します。

この2つをかけ合わせた、換気でいちばん重要な指標である毎分換気量（5段目）は、3相の変化を示します。

運動開始一呼吸目から急増し、15～20秒ほどで一定（プラトー＝高原現象）になる部分を「第Ⅰ相」と呼びます。第Ⅰ相では、まず換気をある程度まで一気に上げることで（定常値の20～40％程度）下駄を履かせます。20秒以降、一次遅れ系（時定数：45～65秒）で増加し、定常になる直前までが「第Ⅱ相」です。さらに、約3分

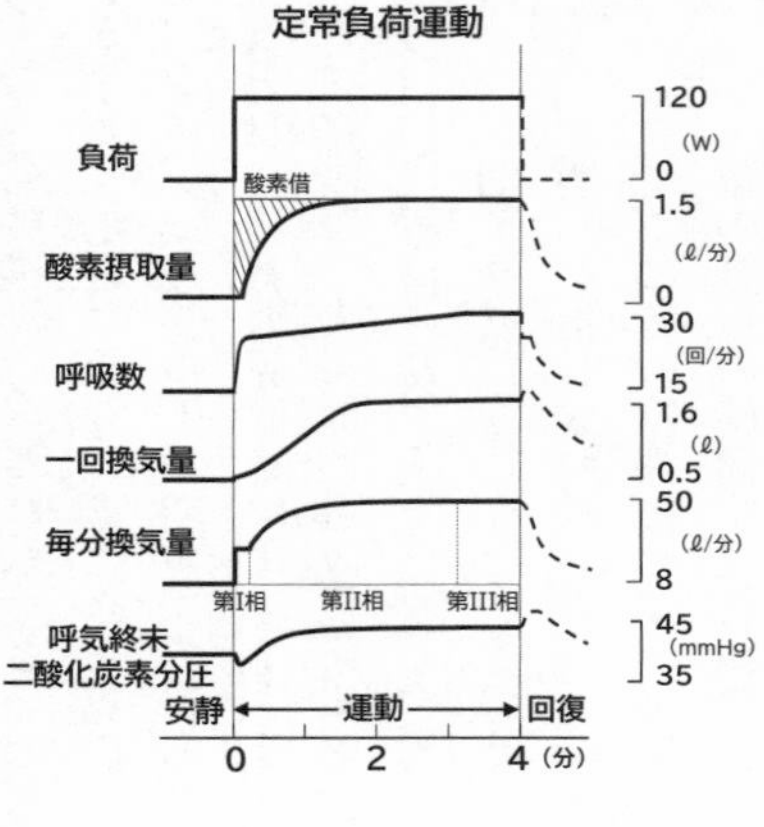

図27.
定常負荷運動での呼吸応答の模式図

一般成人男性が、安静からステップ状に中強度の定常負荷運動を開始した時の、呼吸関係の応答の例。呼吸数や一回換気量は人によってパターンが異なるが、これは代表的な例を示す。実際のデータはギザギザしている。

以降の定常に達した部分が「第Ⅲ相」と呼ばれます。

もちろん、呼吸数と一回換気量の変化（呼吸パターン）や時定数には個人差がありますが、呼吸パターンが違っても、毎分換気量は似たような変化をします。また、運動終了後の毎分換気量や呼吸数は、運動終了直後にやや大きく低下し、その後、ゆるやかに安静値に戻っていきます。

②運動時の換気の上がり方は、環境や人によって変わる

第Ⅰ相、第Ⅱ相の応答は、対象とする人や環境に影響されます。とくに第Ⅰ相（開始直後の15～20秒間）は、第2章で説明した呼吸調節システムとは異なるメカニズムで換気を急増させます。我々の研究室では、この第Ⅰ相の特性、すなわち、対象者のグループによる違いや、環境などの条件による違いについて研究してきました。

日常においても、信号を渡る時など、このような20秒程度の運動はよくあることです。

実験設定はとても簡単で、対象者に背もたれの付いたイスに座ってもらい、足首に1～2kgの重りを巻き、安静から「ゴー！」の合図で、膝をまっすぐ伸ばして降ろすという運動を両脚交互に、1秒に1回のリズムで20秒間実施します。これは強度的には軽い運動です。これを2分程度の休憩を挟んで5回ほど繰り返し、この5回のデータを重ね合わせました。さらに、我々はここで少し変わったことを行っています。対象者の両足首につけたロープを、別の人が交互に引っ張

るという方法で、受動的・他動的に運動させたときの応答を見てみました。運動のペースは先ほどと同様ですが、対象者はされるがままの状態での運動となります。

この結果、おもしろいことに受動的に動かされた運動でも、対象者の換気や心拍数は上がりました。つまり、体が動いたということを感知して、呼吸や心拍が反射的に増加するということです。詳しいことは、次で解説します。

対象グループによる第I相の違いについて、典型的な例をお見せします。

高齢者（平均67歳）と若年者（平均23歳）それぞれ13名に、先ほど述べた実験を実施しました。その結果、図28の1段目のように、呼吸数はどちらも開始直後に急増して一定になり、両群での差はほとんどありませんでした。また、受動的運動でも程度は小さいですが、同じように増加します。

一方、一回換気量（2段目）は、高齢者の場合では、運動開始直後に少し低下し、20秒かけて徐々に元のレベルに戻っていくのに対し、若年者では、逆に最初はやや増加します。これは受動的運動でも同様の変化をしました。

そして毎分換気量は、3段目のように、若年者は運動開始直後から急増して5秒ほどで一定の値に達するのに対し、高齢者は徐々にしか上がっていきません。受動的運動でも同様です。このことから、高齢者は運動開始直後の換気応答が遅いといえます。したがって、高齢者の運動にお

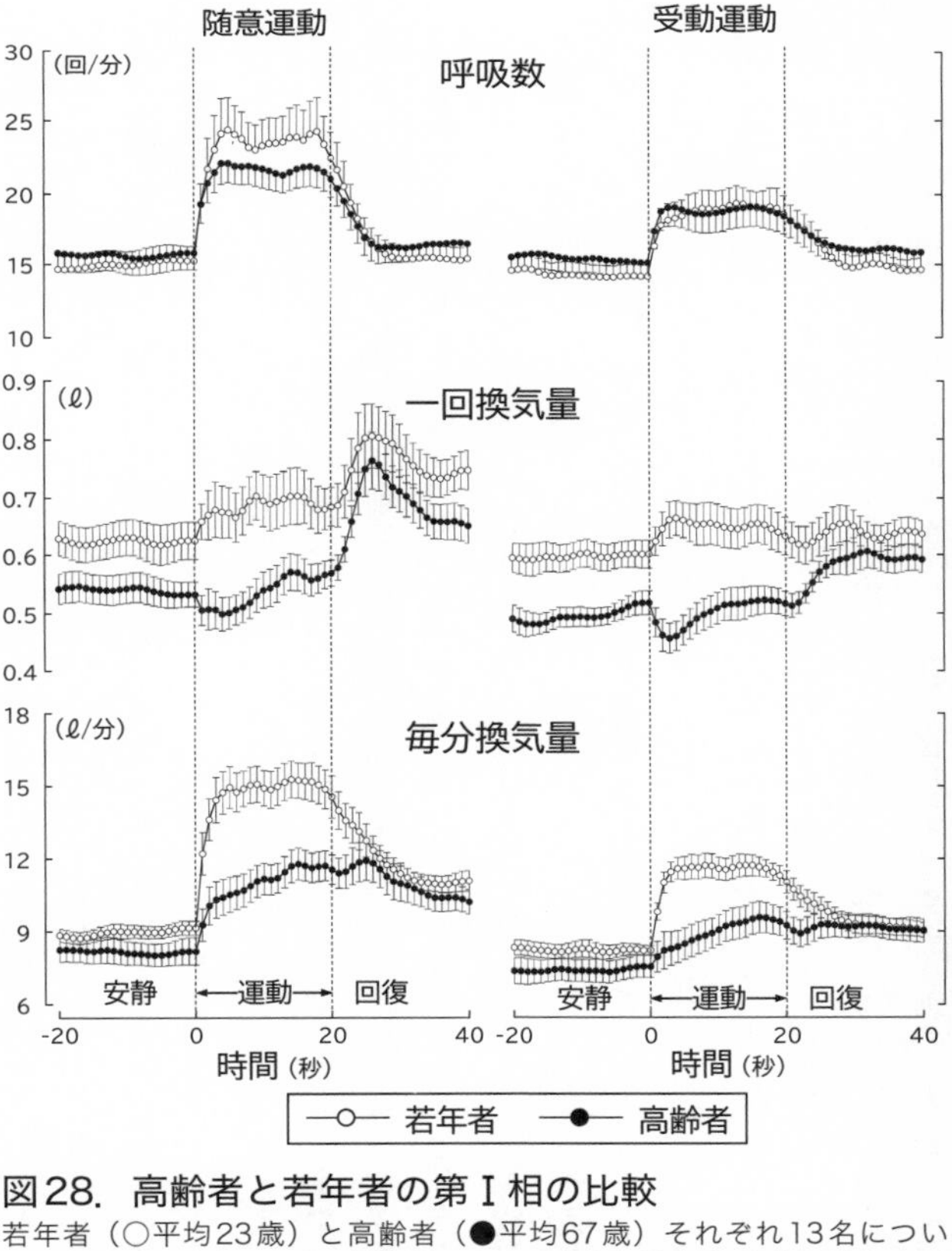

図28. 高齢者と若年者の第Ⅰ相の比較

若年者（○平均23歳）と高齢者（●平均67歳）それぞれ13名について、安静から随意、および対象者による受動的な膝伸展-屈曲運動を、20秒間実施した時の、呼吸関係の変化を１秒値に換算して示したもの。丸印から出る縦の線はデータの散らばりを表す標準誤差。この標準誤差の線が同じ時間で重ならない場合は、両群に統計的に差があると考えてよい（例：一回換気量と毎分換気量の運動中）。

いては、動き始めをゆっくり行うことが、後で苦しくならないために大事なことといえます。

このほかにも我々の研究室では、第I相の換気の立ち上がりが、子どもは成人より小さいこと、また、長距離選手、短距離選手とも一般成人より低いことを明らかにしています。また、一般成人では男女差はありませんでした。したがって、第I相では一般成人がもっとも速く応答し、発育や加齢、トレーニングまたは遺伝が、この第I相に影響を及ぼすと考えられます。

一方、環境/条件による違いについても、我々はユニークな実験をしています。

先ほど述べたように、受動的運動でも換気は上がります。しかし、「対象者が意識的に換気を上げているのでは?」と疑われるかもしれません。そこで対象者の睡眠中に測定を行うことにしました。実は、寝ている時でもこの第I相は起こることを、我々が最初に明らかにしました。

まず、対象者に寝てもらい、脳波をモニターしながら、いちばん深い睡眠の時にマスクを装着します。さらに、20秒間、受動的運動を実施します。この時に起きてしまう人もいるので、多くのデータは取れませんでしたが、5人のデータから、睡眠時の受動的運動による換気増加分は、覚醒時のそれよりも睡眠時のほうが大きく、随意運動に匹敵することがわかりました。

これはもしかすると、覚醒状態の受動的運動ではあまり換気が上がらないよう、大脳からの抑制がかかっているのに対し、大脳からの影響がなくなる睡眠時では、大きく反応するのかもしれません。このほかにも、我々の研究室では、遅い運動より速い運動のほうが、脚運動より腕運動のほうが、また、利き腕／利き脚より、非利き腕／非利き脚のほうが第Ⅰ相が大きくなることを明らかにしています。さらに、平常時より筋痛や筋損傷がある時のほうが大きくなることもつきとめました。もうひとつおもしろい実験結果を紹介すると、対象者に21日間ベッドで寝たきりになってもらった結果、筋力や持久力が大きく低下するとともに、この第Ⅰ相の反応も鈍くなることを明らかにしています。対象者は大変だったと思いますが、有益な結果が得られました。

次に、第Ⅱ相での換気の応答（時定数45～65秒）についての研究を紹介します。

先行研究では、これは高齢者で遅く、長距離選手で速くなることが示されています。この詳細は後で述べますが、第Ⅱ相は、代謝の変化を感知する化学受容器反射の影響を受けるため、代謝（酸素摂取量または二酸化炭素排泄量）の応答（時定数約30秒）よりも少し遅れて変化します。

また、安静（初期値）から定常値（最終値）までの毎分換気量の増加の大きさ（ゲイン）は、運動強度（必要エネルギー量）に規定されます。仕事率（強度）が同じ運動なら、必要なエネルギー＝酸素消費量は、人によってほとんど同じです。一方、換気については、第1章で述べたように、肺まで酸素が届く毎分有効肺胞換気量が大事な要素となり、呼吸数が多いと同じ毎分有効肺胞換気量を得るのに、毎分換気量が増え、呼吸筋をより使ってしまいます。

そのため、長距離選手のように持久力トレーニングを行っている人においては、安静時、運動時とも呼吸数が少なくなり、一回換気量が増えて遅く深い呼吸を行うことが可能となり、毎分換

気量は少なくてすむようになります。この原因は、持久力トレーニングにより、

- 肺での拡散能力が向上する。
- 胸郭の弾力性が増す。
- 呼吸の化学感受性が鈍くなり、遅い呼吸をして二酸化炭素が体内に溜まっても換気を上げないですむ。
- 呼吸筋力が向上し余力ができる。

などの理由が挙げられます。一方で、高齢者においては、肺の拡散機能が低下しているので、その分を換気量で補わなくてはなりません。また、呼吸筋力や胸郭の弾力性低下などもあり、第Ⅰ相と同様に一回換気量が増えにくく、呼吸数が上がりやすく、同一運動強度で毎分換気量が若い人より少し増えるのだと考えられます。

③ 運動開始時は酸素を借り、運動後に利子をつけて返す

では、運動時の酸素摂取量はどのように変化するのでしょうか。

まず、安静状態から運動をスタートした場合には、最初の15～20秒間（第Ⅰ相）は換気が急増します。そのため、口元で測る酸素摂取量も見かけ上は増加しますが、実際には第2章の図16で示したように、酸素はすぐには使われないので、肺胞レベルで見ると図27の2段目に示したよう

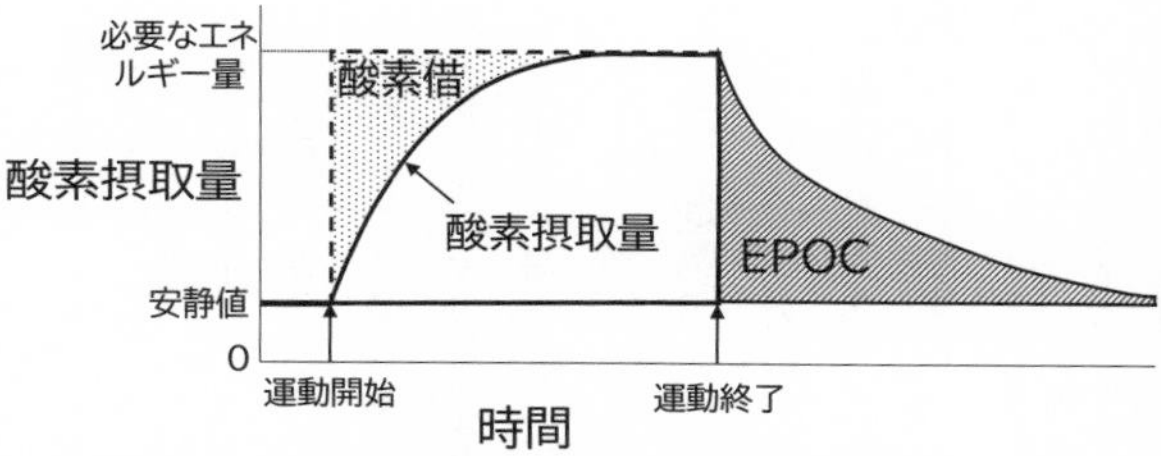

図29. 定常負荷運動時の酸素摂取量の動態

図27の酸素摂取量を運動後の時間を延長して描いたもの。運動終了後も、体温や呼吸、心拍が高まっておりすぐには安静に戻らないため、酸素借以上に多くの酸素が必要となる。そのため、運動後に酸素摂取量が安静（運動前の値）に戻るまでに余分に消費する酸素の量（図の斜線部分）をEPOC（運動後過剰酸素消費：Excess post-exercise oxygen consumption）と呼んでいる。EPOC＞酸素借となり、運動強度が高いと酸素借、EPOCとも増える。

に、少し遅れて立ち上がります。図29は酸素摂取量だけを取り出し、運動後の時間を長くとったものです。

その後、20秒以降では一次遅れ系で酸素摂取量が増加し（時定数：約30秒）、2分程度で定常値近くに達する変化をします。過渡期に肺胞レベルの酸素摂取量を正確に測定するのは難しいため、口元で測る一般的な呼気ガス分析装置を用いる場合、多くの研究者は、運動開始の20秒間の酸素摂取量のデータを使わずに、第Ⅱ相の一次遅れ系以降を解析しています。

定常状態で酸素摂取量が一定になっているということは、代謝（筋収縮）に必要なエネルギー（需要）と有酸素系のエネルギー供給機構（供給）が一致していることを意味しています。しかし、運動開始直後から定常になるまでの2〜3分間は、有酸素系のエネルギー供給経路をフルに動員するのに時間がかかるので、酸素摂取量は必要なエネルギー分を下回っています（図29ドット部）。

では、足りない分をどうしているのかというと、第2章で見たように、無酸素性のＡＴＰ－ＣＰ系や解糖系のエネルギー供給機構を用いているのです。足りない酸素は借金して（酸素借）、運動を続けることになり、乳酸などが一過性に溜まり、苦しさを感じるので、この状態はデッドポイントと呼ばれます。

そして、運動終了後には、先ほどの借金（酸素借）を返すように、乳酸をピルビン酸に戻したり、体を元通りにしたりするためにエネルギーが必要となり、酸素が使われます。そのため、運動終了後に酸素摂取量はすぐに安静値に戻るわけではなく、徐々に低下していきます。運動後もしばらく息が切れるのは、このような体の代謝によるメカニズムが背景にあるのです。

この時、酸素摂取量の低下の仕方は、立ち上がり時よりも遅く、酸素借より余分に酸素を使うという特徴があります。これは運動で体温が上がって体全体の代謝が高くなっていたり、心臓や呼吸筋が運動後も働いていたりするため、エネルギーが余分に必要になるなど、借りた金額に利子がつくように、酸素借より多くの量の酸素が必要になるからなのです。運動が強いほど利子もたくさんつきます。時間的には3～14時間続くようです。

このように運動後に安静（運動前の値）に戻るまでに余分に消費する酸素の量をＥＰＯＣ（運

動後過剰酸素消費：Excess post-exercise oxygen consumption）と呼んでいます（図29の斜線部）。これは、筋力トレーニングでも起こります。「アフター・バーン」という言葉を聞いたことのある方もいらっしゃると思いますが、実は、これはＥＰＯＣと同じ現象をそう呼んでいるものなのです。ときどき、「アフター・バーン」は３日後も残っていて、ダイエットに効くといった効用を謳《うた》っているものを見かけますが、それはオーバートレーニングではないでしょうか。

④　酸素の供給は足りているが、うまく使えない！

長距離選手は有酸素性作業能力が高く、酸素の供給と需要（代謝）が素早く適応します。第Ⅱ相の酸素摂取量の時定数で見ると、一般の人が30秒に対し20秒程度と、立ち上がりが速くなります。そのため酸素借も少なくすみ、運動開始時に乳酸やその他の疲労関係物質が溜まりにくく、楽にスタートダッシュができることになります。

高齢者の時定数は60秒以上と立ち上がりが遅いので、先ほども述べたようにゆっくりと運動をスタートさせることが大切です。ただ、持久力トレーニングを行うことによって、高齢者でも時定数は短く（反応が速く）なります。

一方、歩行運動時の酸素摂取量の立ち上がりは、若い女性のほうが、若い男性より時定数が短く、応答が速いことが明らかにされています。これは女性が遅筋線維の割合が多いなどの、優れた有酸素系エネルギー供給機構があることを示唆しています。

この酸素摂取量の立ち上がりが遅れる原因には、どのようなことが考えられるでしょうか？　酸素の供給（呼吸循環系）が悪いのか、それとも酸素を利用する能力（代謝系）が足を引っ張っているのか。実は、この問題は、運動生理学の分野でも古くから論争になっています。今のところ、負荷が中強度以下の場合、健常者による座位姿勢での全身運動（自転車漕ぎ運動）における、酸素摂取量の立ち上がりの遅れは、筋自体の酸素を利用する能力（代謝能）に依存するとされています。その原因としてクエン酸回路での酵素の反応が遅いことが挙げられています。また、同じ筋内でも、毛細血管が発達しておらず血液が到達しにくい部位があり、そこが筋全体のパフォーマンスを下げているなど、酸素の供給が、時間的、空間的に不均一になっていることも、全身の酸素摂取量の応答を遅らせる原因の一つという説もあります。いずれにしても、一般的な運動では、運動開始時の酸素摂取を制限するのは、呼吸循環機能ではなく、筋での代謝機能です。体への酸素の供給は足りているのです。

⑤ 負荷が上がっていくと急に息苦しくなる点がある

次に、安静または軽い強度のウォーミングアップから徐々に負荷を上げていき、10分ほどで最大運動（へばる）まで行った場合の、漸増負荷運動時の呼吸応答を見てみましょう。

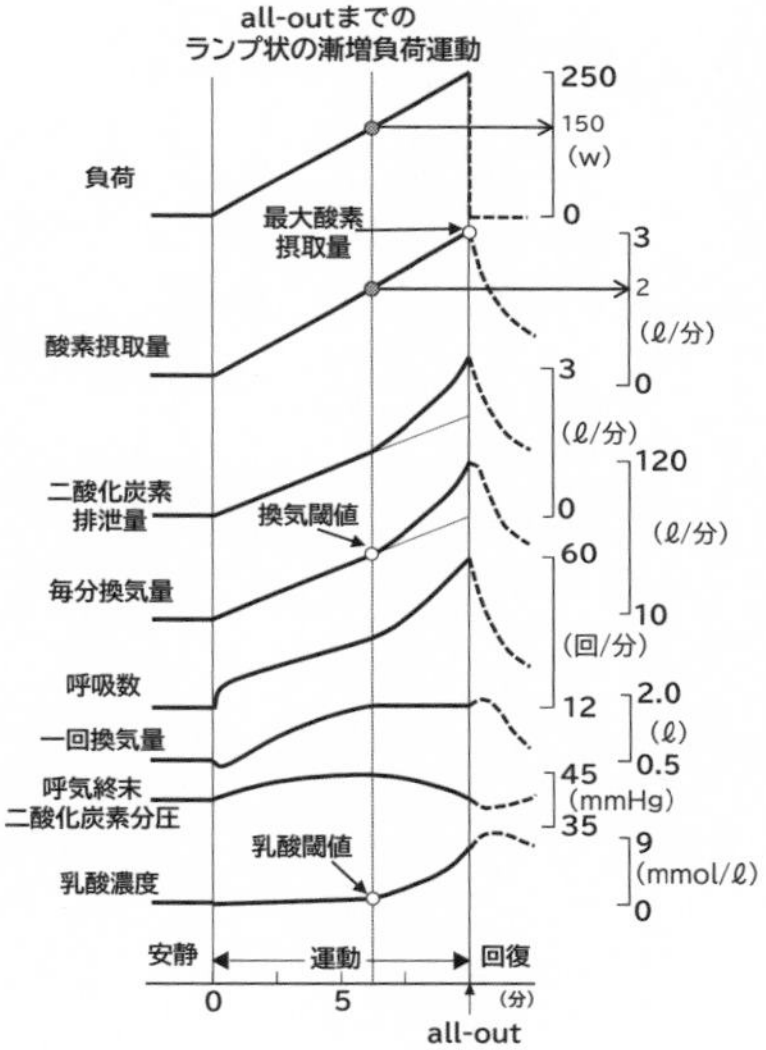

図30. 漸増負荷運動での呼吸応答の模式図

健常一般成人男性が、安静から1分間に25Wの割合でランプ状に負荷がどんどん上がっていく運動を、へばる（all-out）まで実施した時の、呼吸関係の応答の例。乳酸/換気閾値（○）は、実際はその時の酸素摂取量または負荷の値で示す（●）。この例では、負荷：150W、酸素摂取量：2ℓ/分が乳酸/換気閾値で、それ以下の負荷で運動すれば、バテないといえる。

負荷の上げ方にはいろいろありますが、ここでは図30上段のように、直線的に負荷が上がっていく、ランプ状の漸増負荷運動時の換気や酸素摂取量の動態を示します。これは、ランニングをしながら徐々にスピードを上げていくイメージです。実験では、負荷の設定がある程度自由にできる電磁ブレーキ式の自転車を使用しています。ステップ（階段）状の漸増負荷のように、急に負荷が上がらない設定ができるので、生体の応答も穏やかで負担が少ないといえます。

さて、ランプ状に負荷を上げていくと、2段目に示すように、酸素摂取量はall-out（へばる）まで運動強度に比例して増加していきます。

一方、4段目の毎分換気量も、最大の50～60％くらいの強度までは、運動強度に比例して増加していきます。呼吸数は、5段目に示すように、開始直後に少し増え、それから緩やかに増加していきます。また、6段目の一回換気量は、中強度までは負荷とともに増加しますが、肺活量の50～60％（最大値の50～60％）まで増えると、それ以降は頭打ちとなり、その後は呼吸数が急増します。大きな呼吸には呼吸筋の筋力が必要になります。胸郭は広げれば広げるほど、抵抗力（肺やまわりの弾性）が大きくなり、よりエネルギーを必要とします。さらに、激しい運動中に呼吸時間が長くなると、体内に二酸化炭素が溜まり、呼吸困難感が高まります。また、運動が強くなると、肺への血流も速くなり、それに間に合うように、速く肺に酸素を供給する必要も出てきます。第1章で、ゆっくり呼吸するほうが効率がいいと述べましたが、それは中強度までの運動の場合だといえます。

このように、最大の50～60％程度の運動強度になると、人は急に息苦しさを感じ、呼吸数が急増することがわかります。図30の4段目に示すように、酸素摂取量または運動負荷の増加以上に、毎分換気量が増加しはじめる時点、つまり過換気が始まる時点があります。それを「換気閾値」（VT：ventilatory threshold）と呼びます。

この換気閾値は、3段目の二酸化炭素排泄量の急増点や、呼吸交換比（二酸化炭素排泄量／酸素摂取量）の増加点など、呼吸関連のパラメーターが変曲する点と一致します。

換気閾値は、運動強度やスピードで示すとわかりやすいですね。例えば「自転車で120Wの負荷」や「走速度が時速20㎞」の時が換気閾値（＝息苦しくなる点）といえます。しかし、トレッドミルでの漸増負荷によるランニングでは、スピードと傾斜を変えていくので、強度では説明しづらくなります。そこで、酸素摂取量は運動強度に比例することから、例えば「酸素摂取量・毎分2ℓの時が換気閾値」という言い方ができます。換気閾値を求める時は、たいてい最大運動まで持っていくので、最大酸素摂取量（最大負荷）に対する相対値で示し、例えば「最大酸素摂取量（≒最大運動）の60％が換気閾値」のような言い方をすることもあります。そして、その換気閾値よりも低いワット数、スピード、または酸素摂取量で運動すれば、疲労せず長時間運動が可能だということができます。

換気閾値は、複数のパラメーターの変曲点をもとに、呼気ガス分析装置が自動的に算出してくれます。この時、同時に血中乳酸濃度も一定時間ごと（または一定強度ごと）に測定すると、図30最下段に示すように、ある時点で急増する点があります。これを乳酸閾値（LT：lactate threshold）と呼んでいます。

この換気閾値と乳酸閾値は、ほぼ同じ時点で起こります。第2章で述べたように、急激に産出された乳酸は血液中で分解されます。その結果、本来は弱アルカリ性（pH＝7・4）である体内（血液）が、解糖系のエネルギー代謝によって水素イオン（酸性）が増えてpHが7・35以下となります。この状態を代謝性アシドーシス（acidosis：酸性症）と呼びます。すると重炭酸緩衝系（第2章1の⑧）で、二酸化炭素を生成するため、動脈血中の二酸化炭素分圧が増加します。水素イオンも二酸化炭素も、化学受容器を強く刺激するため、化学受容器反射によって呼吸中枢が刺激され、換気が急増し、過剰に産生された二酸化炭素が排泄されることになります。

この「代謝性アシドーシスと、それに伴うガス交換の変化が起こる直前の仕事量または酸素摂取量」は、有酸素系エネルギー供給機構が間に合わなくなって、無酸素性エネルギー供給が始まる点、つまり閾値として、無酸素性作業閾値（AT：Anaerobic Threshold）と以前は呼ばれていました。以上のことから、乳酸閾値、換気閾値は、無酸素性作業閾値だといえます。

このように、有酸素運動と無酸素運動の境界が、採血による乳酸測定をしなくても、呼気ガス分析によって簡単に求められるようになったことで、1970年代以降、この呼気ガス分析装置による測定が、リハビリの強度設定やマラソン競技のスピード設定などに用いられるようになりました。ただし、実際の測定では、閾値がはっきりしないこともあります。

また、乳酸生成が不可能な病気の患者でも換気閾値が認められることや、乳酸の生成は少量ながらも運動開始時点からすでに始まっていて、無酸素と有酸素の閾値はない（連続的に変化する）などの指摘があり（93頁図16参照）、現在では無酸素性作業閾値の概念は否定されています。そのため、ATという言葉はあまり使用されていません。

一方で、乳酸は疲労や無酸素性エネルギー動員の有効な指標です。また、その蓄積開始点を換気パラメーターから簡便に求められることには、さまざまな使い道があります。無酸素性作業閾値の問題点を理解したうえで、乳酸／換気閾値をうまく活用することです。

一般の人における乳酸／換気閾値の相対値は、最大能力（最大酸素摂取量）の50〜60％となります。つまり、安静からへばるまでの運動の、およそ半分程度の強度から、乳酸がどんどん蓄積し始める（＝疲れ始める）ということです。

一方、優れた有酸素能力を持つ長距離選手では、最大能力の70〜80％という高い相対強度で、乳酸／換気閾値を迎えます。閾値の絶対値自体も高いので、速い速度で走っても乳酸が蓄積せず、バテないということになります。このように、長距離選手では活動筋への負担が少なく、また過換気しないので呼吸筋への負担も少なくすみ、結果的に運動持続時間が延びるなど、持久的パフォーマンスが向上しているのです。以上のことからも、乳酸／換気閾値は、持久的能力の有力な指標の一つといえます。マラソン競技や駅伝大会などで走っている時、もし激しい呼吸をしている選手がいたら、それは乳酸／換気閾値を超えていると考えることができます。あなたが選手なら、そこでスパートをかければ、その選手に勝てるというように作戦の目安にもなります。

⑥ 最大酸素摂取量は全身持久力のいちばんの指標

漸増負荷運動では、疲労困憊《こんぱい》に至るような最大運動を行うと、換気閾値以降、乳酸濃度が著しく増大し、化学受容器を強力に刺激します。また、後で述べる神経性入力も、負荷とともに上がっていきます。その結果、過換気が進み、非常に息苦しくなり、体もへばってついに運動できなくなります（all-out）。その時の毎分換気量が、最大毎分換気量となります。第1章の3節で見たように、この値は一般成人で毎分100ℓほどで、安静時の値：毎分8ℓの10倍以上にもなります。また、長距離選手では毎分120〜180ℓにも達します。

ただし、換気閾値以降では、一回換気量は増えないため、呼吸数が急増して毎分換気量を増やしていきます。最大呼吸数は、多い人で毎分60〜70回にも達します。

このへばった時の酸素摂取量を、「最大酸素摂取量」（VO_2max：ヴィドットオーツーマックス）と呼びます。実際の実験では、以下の点を最大酸素摂取量の判断基準とします。

〈1〉負荷を上げても酸素摂取量が増加しない（レベリングオフといいます）。
〈2〉「二酸化炭素排泄量÷酸素摂取量」で求める「呼吸交換比」が、1・0〜1・2以上になっている。
〈3〉年齢から推定される最大心拍数（およそ220−年齢）近くに達している。
〈4〉運動リズムが規定した値から一定時間以上遅れる（自転車運動の例では、規定していた60

回転／分から10秒以上遅れるなど）。

これらの状態が複数見られた場合を最大酸素摂取量とみなします。一つしか基準を満たさない場合や、とくに（1）のレベリングオフが見られない時は、最高酸素摂取量（$\dot{V}O_2$peak）と呼ぶこともあります。

この最大酸素摂取量は、呼吸循環機能と代謝機能の総合力を表しています。体重が重く、筋力がある人は、高い負荷まで運動ができるので、最大酸素摂取量の絶対値は高くなります。しかし、実際の運動では、自分の体重を移動させる必要があるため、体重が重いとより大きな負荷がかかっていることになります。そこで、最大酸素摂取量を、体重で割った値（単位：mℓ／kg／分）が、全身持久力または有酸素性作業能力の優れた客観的指標として、世界的に用いられています。

この最大酸素摂取量は20歳ころをピークに、加齢とともに低下します。厚生労働省の2013年の調査結果では、日本人男性の、体重あたりの最大酸素摂取量の基準値は、18～39歳で38・5（mℓ／kg／分）、40～59歳で35（mℓ／kg／分）、60歳以上で31・5（mℓ／kg／分）となっています。また、同年齢の女性では、それぞれ33・3（mℓ／kg／分）、29・8（mℓ／kg／分）、26・3（mℓ／kg／分）となります。一流のマラソンランナーでは、80（mℓ／kg／分）を示すこともあります。

実際、1984年のロサンゼルスオリンピックの前に、優勝候補に挙げられていたマラソン日本代表選手2人が、名古屋大学に来て、最大酸素摂取量を測ったことがあります。この測定にはトレッドミルを用いました（第1章・図10参照）。走り始めからだんだんと速度を上げていきますが、速くなりすぎることは危険ですので、途中からは傾斜を付けて負荷を上げていきます。

測定結果は2人ともほぼ80（mℓ／kg／分）でした。また、名古屋大学では伝統的に陸上長距離種目が強く、全日本大学駅伝に何度も出場していますが、その選手の中には70（mℓ／kg／分）を超える選手もいます。

名古屋大学卒業後に東京オリンピック・マラソンに出場した女子選手にも、学生時代にこの測定を行いましたが、同大学男子長距離選手並みの値を記録していました。このように持久的スポーツの優れた選手では、体重あたりの最大酸素摂取量の値が高いという特徴があります。

また、一般の人での測定には、安全性を考慮して自転車を用いることがほとんどです。この場合、ほぼ脚筋しか使わないため、全身を使うトレッドミル走での測定値より5～10％低い結果になる特徴があります。

この「最大酸素摂取量／全身持久力」を決める要因は、前掲の表2に示すように、酸素を組織に送り込む能力、つまり酸素供給能（＝酸素運搬能）と、組織で実際に酸素を使う能力、つまり酸素利用能（＝酸素消費能）の二つに大別できます。

前者が呼吸循環機能、後者が代謝機能になります。

酸素供給能として、換気能、肺拡散能、心機能、血管機能、血液機能、組織拡散能があります。このうち呼吸機能が関係するのは、換気能と肺拡散能の肺胞部分までで、それ以外は循環機能となります。一方、酸素利用能は、酵素活性など、ミトコンドリアでの酸化能が挙げられます。

最大酸素摂取量付近の激しい運動時では、酸素供給能の一つで、心筋の収縮力や心容積、血液量が関係する心拍出量が、持久力の規定要因中でいちばんの制限因子、つまりネックとなっています。

(2) 運動時の呼吸調節機構

① 化学受容器反射は運動時の換気増大の主役ではない

運動時には、必要なエネルギー（代謝）、あるいは負荷に見合う酸素を供給し、代謝で産生された二酸化炭素を排泄する必要があります。そこで、呼吸中枢に対して、代謝や負荷に関する何らかの情報の入力が必要になります。

第2章で挙げた呼吸中枢への入力の中で、代謝に関係するものは、動脈血中の酸素分圧、または二酸化炭素分圧を感知する化学受容器反射の経路でした。運動によって、動脈血の酸素分圧が低下し、二酸化炭素分圧が増加すれば、どちらも換気を上げる方向に向かいます。とくに二酸化炭素分圧の変化は、変化量が少なくても換気への影響が大です。

前掲の図27の最下段にあるように、動脈血二酸化炭素分圧とほぼ等しい「呼気終末の二酸化炭素分圧」は、運動開始直後20秒（第Ⅰ相）で一過性に低下しています。この時、化学受容器反射が起きて換気は抑制されるはずですが、逆に急増していることがわかります。

これは、運動開始直後では、代謝により二酸化炭素分圧の上がった血液が、筋から静脈、心臓を通って、頸動脈の末梢化学受容器、あるいは延髄の中枢化学受容器に到達するまでに時間がかかることが原因です。二酸化炭素分圧の変化が、それぞれの受容器に伝わるまでには約20秒かかります。それに対し、換気は開始一呼吸目からすぐに増加しています。そのため、一時的に過換気状態となり二酸化炭素が過剰に排泄されるため、第Ⅰ相では一過性に二酸化炭素分圧が低下することになります。

また、第Ⅱ相やランプ状の漸増負荷運動では、二酸化炭素分圧は安静より少し高い値でほぼ一定を示します。これは個人内でも大きな変動は見られません。つまり、動脈血二酸化炭素分圧と換気の動きが一致していないことになります。

もし、化学受容器反射が働いていたら、第Ⅱ相の過渡期に換気量が経時的に上がっていくことに対し、呼気終末二酸化炭素分圧も同じように、やや先行して上昇していかないといけません。しかし実際は、二酸化炭素分圧は一定となっており、化学受容器反射が運動時換気亢進にあまり影響していないことが推察されます。それを証明する研究として、中枢化学受容器反射が効かない病気の人（中枢性低換気症候群）や、病気（喘息）で末梢化学受容器を切除した人でも、運動時の換気が普通の人と同様に上昇していくという報告があります。

いずれにしても、ステップ負荷運動の第Ⅰ相の換気急増は、血液を介した化学受容器による「体液性」の要因（メカニズム）で説明することはできず、他の要因で起こることになります。また、その後の第Ⅱ相や漸増負荷運動での換気応答も、換気が増加し続けるためには、体液性以外の要因が必要です。では、なにが換気をコントロールしているのでしょうか？　その答えが「神経性要因」なのです。

筋などの末梢、あるいは、脳内の呼吸中枢以外の部分からは、神経を介して運動に関する情報が呼吸中枢に伝えられます。その情報によって運動時の換気が増大するのです。

この神経性の運動時換気亢進のメカニズムは、すでに100年以上前から運動生理学で研究されており、現在もさまざまな説が提唱され、論争が続いています。

②筋などの末梢に、動きや代謝産物を感知するセンサーがある

では、はじめに末梢から、運動時の換気応答のメカニズムについて見ていきましょう。

運動状態では、筋収縮や動きによって筋や腱《けん》、関節などの組織の変形、圧縮、または摩擦などが起こります。筋-腱接続部や筋まわりの毛細血管周辺には、それらの物理的・機械的刺激を感

知する「機械受容器」が多数存在しています。体が動いている状態（位置や速さなど）を感知するセンサーです。

その情報は感覚神経の中でも細い神経（直径5μm以下）である「group III 感覚神経線維」を主に通って、脳に伝えられます。一方、毛細血管やリンパ管の周囲には、筋収縮で産出される乳酸、水素イオン、カリウムイオンなど代謝産物（化学物質）を感知する「代謝受容器」が存在します。この受容器からの情報は、いちばん細い感覚神経（直径1μm以下）である「group IV 感覚神経線維」を主に通り、脳に伝えられます。

詳しくいうと、感覚神経からの情報は、脊髄から中脳、間脳（視床）などの神経の中継所を通って、最終的に大脳皮質の「体性感覚野」に伝えられます。しかし末梢からの感覚情報が脳に伝わる途中、延髄を通る時に、延髄にある呼吸中枢を刺激し、反射的に換気を上げる経路があると考えられています。また、延髄の呼吸中枢にはそれより上の中脳あるいは視床からのコネクションがありますが、末梢からの感覚情報がいったん、その中脳や視床に伝わったところで、ループバック（後戻り）して呼吸中枢を刺激し、反射的に換気を増大させる経路も推察されています。経路的にはどちらかはっきりしていませんが、このような末梢からの感覚情報によって呼吸中枢が刺激される、「末梢神経反射」のメカニズム（図31の①）が提唱されています。

機械受容器－group III を「機械受容器反射」、代謝受容器－group IV を「代謝受容器反射」

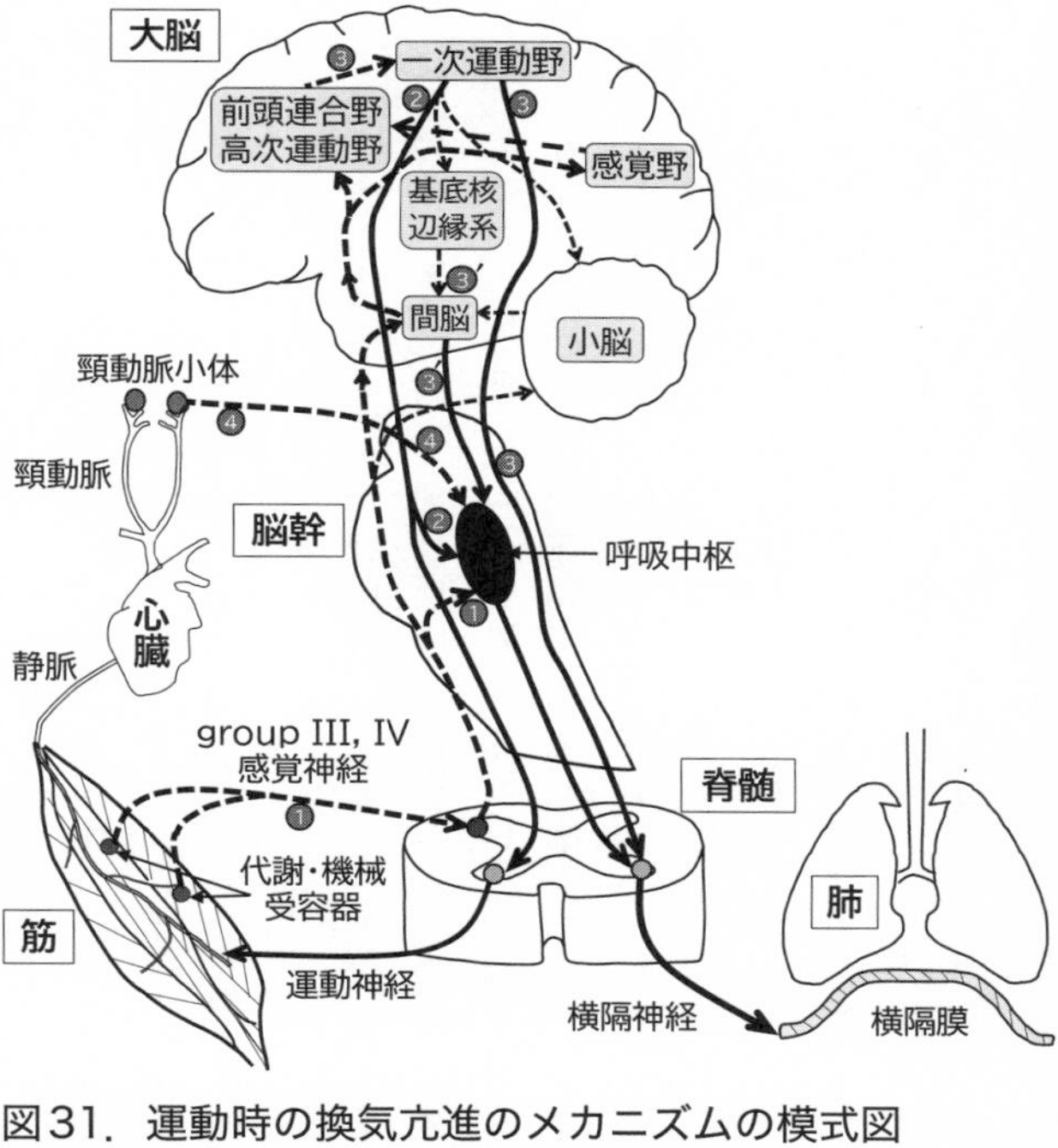

図31．運動時の換気亢進のメカニズムの模式図

運動時に換気増大が起こるメカニズムを模式的に示した図。①：末梢神経反射、②：セントラルコマンド、③：学習−認知仮説の経路、④：末梢化学受容器反射。学習−認知仮説の経路は、連合野で運動を認知し運動野から呼吸筋へ直接命令が伝えられる経路③と、大脳基底核や大脳辺縁系および小脳で運動を認知し、呼吸中枢経由で呼吸筋に命令が伝えられる経路③′の２種類が考えられる。脳内は図中の矢印以外にもコネクションが多数ある。

と呼んでいます。この経路は1930年代から存在が指摘されています。人または麻酔したイヌの脚の筋を電気刺激し、筋収縮を行わせ他動的に動かすと、換気が亢進します。これに対し、脊髄損傷患者やイヌの感覚神経を遮断した場合には、その換気増大が消失することが発見され、機械受容器反射の存在が示されています。前の項で示した、我々の受動的運動もこの経路による反射なのです。

局所麻酔で感覚神経を遮断しても、運動時の換気応答は同様に起こるとする反証もありましたが、感覚神経だけを完全に遮断できる局所麻酔を用いれば、運動時の換気応答が通常より減弱することが最近報告され、「group III, IV 神経」の重要性が再認識されています。

なお、代謝受容器反射については、運動開始直後（第I相）ではすぐに代謝産物が生成されないにもかかわらず、一呼吸目から換気が急増することから、代謝受容器反射は運動開始時に働いていないといえます。また、強めの定常負荷運動で乳酸が溜まった状態で運動を止め、その時に、脚や腕の付け根に巻いた、血圧測定用のカフを膨らませて血流を止め、高濃度の代謝産物が筋に溜まったままにして代謝受容器の活動を維持させる実験があります。その時、血圧は高いまま維持されるのに対し（代謝受容器反射が利いている）、換気は急減することから、代謝受容器反射は運動時換気亢進にはあまり作用せず、主に循環応答に関係すると考えられています。

③ 活動筋への電気的運動指令が呼吸中枢に漏電する

脳内は神経ネットワークが複雑につながっているため、橋－延髄にある呼吸中枢にはさまざまな部位からの情報が伝えられます。

ここでは、呼吸中枢以外の脳内部位からの、呼吸中枢への影響について見ていくことにします。また、脳の部位名と機能は非常に複雑なので、前掲の図21と図31、脳機能に関する表3を参照しながら読み進めてください。

運動を行うさいにまず、「大脳皮質一次運動野」から活動筋へ発する運動指令が電気的に脳内を下行します。この指令が呼吸中枢のそばを通る時、その一部が漏電（生理学的には放散：Irradiation と言います）して、呼吸中枢が刺激されます。その結果、換気が急増するという「皮質放散」（Cortical Irradiation）というメカニズム（図31の②）が、1913年に提唱されました。

この説を検証するために行われた実験が、以下のようなものです。運動の強度が増加すると、それにともなって運動指令が増えます。「皮質放散」が起こっているとすれば、この時、呼吸中枢への放散も増加するはずです。その結果として、換気は運動強度に比例して増加することになります。そこで、振動器を用いて体の一部を振動させると、反射的にその部分の筋が収縮し、力を発揮することを利用した実験が行われています。自発的に筋力を発揮している時（自発条件）

に、振動器を使ってその筋に筋力を加え、両者（自発＋振動分）の合力を、単独での自発筋力と同じ大きさにすると、自発的に発揮する筋力は少なくてすみます（自発＋振動条件）。そうすると、運動野からの命令も減っていると考えることができます。一方で、発揮される筋力は二つの条件で同じなので、末梢神経反射は変わっていないといえます。この時、自発条件より自発＋振動条件のほうが、換気増加が小さくなるという結果が示されました。

その研究では、上位中枢から収縮筋へと向かう下行性の指令が、呼吸や循環を調節していると し、この説は「セントラルコマンド（Central Command）説」と名付けられました。ただし、この実験の結果はあくまでも傍証であり、実際に放散が起こっているのか、放散が大脳皮質一次運動野からの運動指令によるものかなどは、直接的に証明されていません。また、この反証として、前の末梢神経反射の項で示したように、セントラルコマンドのない、受動的・他動的運動でも、換気が増加することが挙げられています。

④ 運動時の呼吸には認知機能が関係する

直接的にセントラルコマンドが関係する部位を明らかにしようとする実験も行われています。ネコの間脳にある視床下部に電極を刺して、電気刺激を与える実験、または、パーキンソン病などの患者で、治療用に脳の深部にある中脳に電極を埋め込んだ人を用いた実験などが挙げられます。これらの結果から、視床下部や中脳が、セントラルコマンドに関係しているという報告がありますしかし、これらの実験は特殊な環境で行われたもので、一般の人の運動にあてはまるものであるかは、まだ不明です。

健康な人の運動中に、脳全体でどの部位がよく働いているかを、最新の画像技術を使って見る方法があります。それがポジトロン断層法（ＰＥＴ：Positron emission tomography、陽電子放出断層撮影）というものです。ＰＥＴは、糖や酸素、あるいは水と放射性物質（ポジトロン＝陽電子を放出する物質）を化合した薬を対象者に静脈注射し、陽電子を立体的に撮影します。これによって、糖や酸素が取り込まれる、あるいは血流が増えている（＝よく使われている）場所を同定します。

さらに、その画像にＣＴやＭＲＩの画像を重ね合わせることで、解剖学的部位も同定できます。がん細胞が多量の糖を消費することを利用して、がんの診断にも使われているものです。

１９９０年代後半から、ＰＥＴを用い、脳内で活性化している部位を同定する研究が運動生理学にも応用されてきました。運動中に運動指令を発する大脳皮質一次運動野の中で、脚運動に関係する部位と、意識呼吸に関係する部位の血流が増加（＝活性化）することが、１９９５年に見出されました。つまり、運動中には、意識的に随意呼吸をしているということになります。この他、補足運動野、間脳の視床、および小脳でも、運動中、運動後とも血流が増加し、活性化していることがわかりました。これらの部位は、認知や運動制御とも関連し、意識的な随意呼吸で活性化されることがわかっています（表3）。また、同じく運動制御や認知に関係する大脳辺縁系や大脳基底核も、運動中、および運動後に活性化していました。

つまり、運動時には、皮質放散型セントラルコマンドとは違った高次脳機能を使って、換気を高めている可能性があるということです。また、この研究では、運動時の換気調節に、習性(behavioral)や学習(learned)といった要素が関係することが示唆されています。

皆さんにも経験があるのではないかと思いますが、「5、4、3、2、1」とカウントダウンして運動を開始すると、すでにカウントダウンの時点で呼吸や心拍数は上がります。これは、セントラルコマンドや末梢神経反射が起こっていない運動前に、換気が予測的（フィードフォワード）に増大しているということなのです。さらに、運動をイメージしたり、催眠術を使って運動を暗示させるだけでも換気が増大することが知られています。また、換気の増大とともに、前頭連合野、運動前野などの前頭葉や、視床および小脳が活性化していたという報告もあります。

どちらの研究も、習性(behavioral)が運動時換気亢進に関与することを示唆しています。この「behavior」という言葉を日本語で表現するのは難しく（本来は「行動」「態度」「ふるまい」という意味）、ここでは「習性」としました。これは「学習」「経験」「記憶」と読み替えてもいいかもしれません。

部位		領域	細分		機能
大脳(終脳)					運動（制御、実行、協調）、感覚統合、認知（学習、記憶含む）、情動や本能が関係する部位
	大脳皮質				感覚、運動、認知活動などの高次脳活動の中心的部位
		前頭葉	一次運動野		随意運動の実行
			補足運動野	高次運動野	随意運動の発現、順序動作の制御、動作の協調
			運動前野		感覚情報の処理、動作の発現と制御、動作プログラミング
			前頭連合野（前頭前野とも）		認知全般（学習、記憶含む）、意欲
		頭頂葉	体性感覚野		感覚情報の統合
		側頭葉	島皮質		情動、知覚、自律神経調節
		中心部	前帯状皮質（大脳辺縁系）		認知、情動、自律神経調節
	大脳辺縁系				情動や本能、認知（特に記憶）、および生命維持に関係する部位
		海馬			認知（特に記憶、学習）
		扁桃体			認知（記憶）、情動、本能、自律神経調節
		辺縁葉	帯状皮質または帯状回		認知（記憶、学習）、呼吸調節、情動、自律神経調節
	大脳基底核				運動と認知や学習に関係する部位
		淡蒼球、視床下核、黒質、線条体			運動制御、認知（学習、記憶）、意欲、情動
間脳					感覚神経の中継点で自律神経と内分泌系の中枢があり、感情・情動にも関係する部位
		視床			感覚・運動指令の中継所、記憶、意識、情動
		視床下部			自律神経中枢、内分泌系、情動、本能
脳幹					神経が集中し、呼吸・循環の中枢など、生命維持に重要な部位
		中脳			感覚・運動指令の中継所、滑らかな動き、覚醒
			中脳水道周囲灰白質（PAG）		循環系活動、ストレスへの習性（痛み）、情動
		橋			大脳と小脳の中継、呼吸調節中枢
		延髄			呼吸中枢、循環中枢、神経の通り道
小脳					随意運動や平衡を調節する部位
		小脳皮質、小脳核（室頂核）			運動学習、運動制御（修正、協調）、認知（記憶）

表3．運動時換気亢進に関係する脳の解剖と機能

実際、対象者に自分の呼気を吸わせる「再呼吸」(二酸化炭素増加)をさせることで、通常より換気量を増大させた状態での運動を、7日間で70回繰り返したというトレーニング実験があります。結果によると、トレーニング後の再呼吸をしていない状態でも、第Ⅰ相の換気だけは通常より高いままであったことから、第Ⅰ相に学習効果があることを示唆しています。

次に、運動時の循環応答について紹介していきます。

先ほどのように催眠術をかけて、実験対象者に握力計を握るイメージをさせます。すると、対象者の努力感(頑張ろうとする、または、しんどいと思う気持ち:effort sense)が高まるともに、心拍数などの循環系が亢進することが知られています。このことから、努力感はセントラルコマンドと密接に関係し、運動時の循環応答に影響を及ぼすことが示されています。

実は、運動時の換気応答と循環応答は、ほぼ同じ神経要因で調節されているのです。そのため、努力感も運動時の換気亢進を引き起こしていると考えられます。さらに、努力感は「しんどさ」を学習・記憶していないと起こらないものです。その意味では、この現象も学習効果の一つだといえます。

脳内でこの学習・記憶に関係するのは、「認知機能」です。認知とは、ヒトが外界にある対象を知覚し、それが何であるかを判断したり解釈したりする過程のことです。記憶・判断・計算・

理解・学習・思考・言語および実行機能（行動制御）などを含む、脳の高次の機能を、認知機能といいます。先ほどの努力感の実験の場合、運動の努力感を認知（記憶・判断）する必要があることから、学習効果による運動時の換気亢進には、負荷（しんどさ）を認知する作業が含まれるはずです。実際、認知機能が運動時の換気亢進に影響しているという研究がいくつかあります。

例えば、パズルをしながら運動を開始するという実験があります。この場合、パズルに意識をとられるため、運動の〝しんどさ〟の認知を妨げることができます。この実験結果では、開始直後の第Ⅰ相の換気増大が減弱することが報告されています。

また、対象者に「定常負荷運動」だと教えたうえで、運動中に負荷をゆっくりと上げた場合（騙し試行）と、負荷をゆっくりと上げていくことを教えたうえで運動させた場合（通常試行）を比べた実験もあります。この結果、誤った情報を教えられていた試行では、換気が通常試行に比べ減少していたことから、中強度までの運動では、負荷の変化に対する「意識」「注意」が換気に影響していることも示唆されています。

脳内で認知機能が関係する部位は、前頭連合野、大脳辺縁系、大脳基底核、間脳の視床、小脳などが挙げられますが（表3）、これらは先ほどのＰＥＴの実験で、運動中や意識呼吸時に活性化されていた部位とほぼ一致します。

このような結果から、運動時換気亢進には、学習・認知による意識的調節が関与するという、

「学習‐認知仮説」を私は提唱しています。これまでの経験（学習）をもとに、運動時に負荷を認知して、意識的に換気を上げているというものです。

私は、この「学習‐認知仮説」を証明しようと、高齢者と若年者を対象に、運動と認知テストを同時に行う実験を行いました。

まず、運動は中強度のステップ負荷運動を３分間行うというものです。この時、運動開始から「トレイルメイキング課題」という認知テストも開始します。これは「１→あ→２→い→……→し→13」まで、数字とひらがなをその順番に合わせて線で結んでいくというもので、時間や正確性から、認知機能の中でも主に注意機能を評価する認知テストです（２４９頁図36参照）。

さらに、その時の換気の応答を、運動だけをした場合、認知テストだけをした場合とも比較しました。仮説としては、高齢者は若年者よりも認知機能が低下しているため、運動と認知の二重課題を実施すると、換気の増加が運動だけを行ったときと比べ、大きく低下するのではないかと考えました。しかし、結果は予測と異なるものでした。両群とも二重課題であまり換気は抑制されず、差が出ませんでした。

これは、実験に協力していただく高齢者を募集したさい、たいてい元気で積極的で認知機能もあまり低下していない方が参加してくれるという事情が影響していると考えられます。実際、この実験での高齢者群は、主に注意機能を見るトレイルメイキング課題では若年者群の倍ほど時間がかかりますが、認知症の総合的評価に使われる長谷川式簡易知能評価スケールではあまり若年者と点数が変わりませんでした。認知症患者や軽度認知障害の方を対象者とする実験が必要ですが、これは、なかなかハードルは高いです。

⑤運動開始時に神経性要因で換気を上げ、化学受容器反射で帳尻を合わせる

1990年代半ばまでは、皮質放散型の古典的セントラルコマンドと、末梢の機械受容器または代謝受容器―「group III, IV」経由の末梢神経反射の、どちらがメインかという論争が繰り返されていました。

一方を支持する研究者は、その優越性を証明するために、片方の経路を働かなくしても、もう一方だけで換気が増大することを示す実験を行ってきました。しかし、これは見方を変えると、運動時にはもともと両方のメカニズムが働いていますが、片方の経路だけでも換気をある程度上げるような冗長性、つまり余裕を持っていて、片方のメカニズムが働かない状態でも、換気増大を賄えるという、呼吸のバックアップ・システムがあるとも考えられます。さらに、同時に両方の入力があっても、過剰に応答（過換気）しないよう、お互いの影響を隠す（マスクする）ようにも調節されているはずです。

ただし、これらの神経性調節は、予測的なもの（フィードフォワード）で、負荷に合わせて大

まかに換気を上げることしかできず、必ずしも換気と代謝が一致しません。そこで、換気を代謝に合わせるために大事な役目を果たすものが、「化学受容器反射」です。

神経性要因で換気が上がりすぎると動脈血二酸化炭素分圧が低下し、化学受容器反射で換気を抑え、逆に、換気が足りない時には二酸化炭素分圧が上がり、換気を促進します。とくに末梢化学受容器は換気‐代謝の精密な調節になくてはならないもので、最終的に帳尻を合わせてくる影の調節役として働きます。

このように、末梢神経反射とセントラルコマンドによる神経性要因、さらに化学受容器反射による体液性要因が密接にかかわりあって、運動時の換気を「多重調節」しているということが、1996年の『Handbook of Physiology』という世界的に権威ある教科書で、結論付けられました。その後も脳科学の進歩とともに、古典的なセントラルコマンド以外による、認知や意識といった高次脳の影響による換気増大のメカニズムも提案されています。そのため、この運動時換気亢進のメカニズムについては、今後も論争が続きそうです。

(3) 呼吸法で運動が楽になるか?

呼吸の特徴は、前にも述べたように随意に変えられることです。それなら、運動している時に、呼吸法を調整することによって、体がより楽になる方法があれば、誰でもやってみたいと思うのではないでしょうか。

いろんな呼吸法が考えられます。例えば、

①たくさん呼吸すれば酸素をたくさん取り込めるのか？

②速く浅い呼吸と遅く深い呼吸はどちらがいいのか？

③鼻呼吸と口呼吸はどちらがいいのか？

④スッスッ・ハッハッと運動のリズムに呼吸を合わせると楽になるのか？

①～③は、これまでにすでに答えにふれているので、少し応用すればわかるかもしれませんね。せっかくですので、ここからは「呼吸と運動」の関係について、この①から④をもとに、クイズ形式で解説していきましょう。

①　運動開始時や乳酸閾値以上の苦しい時、たくさん呼吸すれば酸素をたくさん取り込むことができるので楽になるのか？

答え：楽になりません。

基本的に酸素は使う量だけが組織で消費され、不要な分は肺に返ってきます。

また、中強度の運動では、ボトルネックは酸素需要（代謝）のほうで、各組織への酸素供給は足りています。そのため、必要以上に換気を上げると、過換気状態で二酸化炭素が出ていってしまうので、化学受容器反射で換気が抑制されるだけなのです。

さらに、ステップ負荷運動を行う場合でも、換気を意識的に上げても酸素摂取量の立ち上がりは速くなりません。これまで見てきたように、化学受容器が精密な調整をしてくれるので、意識的に取り込む空気の量を上げる必要はありません。

では、乳酸閾値以降ではどうでしょうか？「乳酸閾値＝換気閾値」でした。そのため、すでに換気は増えています。これは第2章で述べたように、緩衝作用として二酸化炭素を体外に出すために起こるもので、酸素をたくさん取り入れるためのものではありません。結論としては、神経性要因と化学受容器反射の自動調節機構に任せておけばよいということがいえます。

まず、しっかり吐くことを意識し、呼吸の大きさはあまり気にしないほうがいいでしょう。

② 運動中は速く浅い呼吸と、遅く深い呼吸のどちらのほうが効率がいいのか？

答え：中強度の負荷までは、ゆっくり深めの呼吸をしましょう。

第1章で、安静時のゆっくりとした呼吸の効果を紹介しました。運動時でも、遅く深い呼吸のほうが、1分間あたりに死腔を行き来するむだな空気の総量（死腔量×呼吸数）が少なくてすみ、肺胞まで届く単位時間あたりの空気の量は増えます。

しかし、前に述べたように、肺の大きさの制限や、肺のまわりの胸郭の弾性による抵抗、さらに二酸化炭素蓄積による呼吸困難感の高まりがあるので、肺活量の50〜60%が一回換気量の上限です。それ以上、増やせません。また、負荷が上がって、乳酸／換気閾値以上になると、呼吸数を上げないと必要な毎分換気量に達しません。したがって、中強度までの運動（乳酸閾値以下）では、なるべくゆっくり深めの呼吸を心がけることが、効率のいい呼吸になります。また、ペースが速くなり、息が上がるような強度（乳酸閾値以上、最大の50〜60%以上、「ややきつい」以上）では、呼吸数を上げていくことをおすすめします（勝手に上がっていきます）。

③　運動中は鼻呼吸と口呼吸のどちらがいい？

答え：中強度の負荷までは鼻呼吸がいいでしょう。

鼻呼吸では、鼻毛や鼻粘膜の線毛や粘液がフィルターの役割を果たし、花粉や細菌、ウイルスを捕獲してくれます。また、鼻腔を通る中で適当な温度と湿度に調整されて気道に入るので、呼吸が楽に感じます。ただし、入口／出口（鼻の穴）が狭いために抵抗があり、全体の容量も小さいので、一回換気量が少なくなるという欠点があります。中強度の運動までならそれほど影響しないので、楽に走れるうちは鼻呼吸がいいでしょう。負荷が上がり、乳酸／換気閾値を超えて換気量が急増するようになると、自然と口が開いてきて口呼吸中心になります。

現代人は安静時に口呼吸の人が多いといわれています。口呼吸は、冬は冷たく乾いた空気が直接、咽頭や喉頭に当たって口内が乾燥し、風邪などの菌が繁殖しやすい状態になったり、殺菌作用のある唾液が乾いて少なくなり、口臭や虫歯の原因になるともいわれています。健康のためには鼻呼吸が基本です。

④　運動と呼吸のリズムが合うと、楽になる?

答え：きつい運動では、呼吸の苦しさ（呼吸困難感）が低減できそうです。

小学校の長距離走の授業で、先生から「腕振りに合わせて、スースー、ハッハッと呼吸しましょう」と教わった人がいるのではないでしょうか。実際にこれで走ると楽になるのでしょうか?

実は人を含め動物には、呼吸数や呼吸のリズムが運動のテンポの影響を受け、呼吸が運動テンポに引き込まれる、「エントレインメント」(Entrainment）という現象が存在します。呼吸リズムと運動のテンポが一定期間、決まった比率で同期する場合を、「運動−呼吸同調」（ＬＲＣ：Locomotor-respiratory coupling　ここでは単に「同調」とします）と呼んでいます。

この同調は歩行、ランニング、自転車運動、ボート漕ぎ運動などの周期運動で見られます。

同調発生の判定基準は、研究者によって多少異なりますが、

〈1〉呼吸周期の安定（呼吸数が一定）。

〈2〉運動と呼吸周期の間の位相差（ズレ）が一定（例：いつも着地の0・3秒後に呼気が始ま

る、など)。

〈3〉運動と呼吸の同調の比率(同調比)が整数か半整数倍(1：1、2：1、3：2など)になる。また、このとき呼吸の周期のほうが遅い。

この〈1〉から〈3〉が一定呼吸数(4~20呼吸)持続した場合を「同調」したと判定します。

鳥や四足動物では、たいてい1：1の同調比になりますが、ヒトでは2：1(例・自転車では2回転で1回吐く)が、もっとも多く見られ、負荷やスピードが変われば同調比も変わります。

また、ある条件での運動の全時間に対する、同調のあった合計の時間の割合を、「同調発生率」といいます。同調がよく起こる(発生率が高い)条件としては、低強度より高強度の運動のほうが、また、運動のテンポが遅いものよりも速いもののほうが、起こりやすいことがわかっています。さらに、運動のピッチをメトロノームの音や光点滅などのOn－Off刺激で示した場合や、自転車運動より走運動のほうが、また、運動の非経験者よりも経験者のほうが起こりやすいという特徴もあります。また、男女における差もあり、男性では負荷が重くなると同調が発生しやすくなるのに対し、女性では変わらないという違いもあります。

ただし、この発生率は個人差が大きく、走運動で30~60%、自転車運動では25%程度が平均ですが、ほとんど同調しない人がいる一方、80%近く同調する人もいます。

では、この同調が起こるメカニズムはどのような仕組みによるのでしょうか？

これには、大きく神経性の要因と物理的要因があります。

神経性の要因とは、ずばり前項で述べた、運動時の換気亢進の神経性要因のことです。リズミカルな運動によって生じる、セントラルコマンドや末梢神経反射による呼吸中枢への入力信号は、運動のテンポに合わせたリズミカルなものになります。呼吸中枢がリズミカルに刺激されるので、呼吸出力もそれに合わせてリズミカルな呼吸になると考えられます。また、おもしろいことに、同調にも「認知機能」が関与していることが示唆されています。運動選手が同調しやすいのは、長年のトレーニングでそれが楽だと学習しているからということです。

同調に末梢神経反射が関係する根拠として、受動的運動でも同調が起こるとする報告があります。この研究では、我々と同じように、睡眠中に対象者の脚を受動的に動かし、同調が発生するかも検討しており、この結果では、睡眠時には同調が起こりませんでした。つまり、覚醒している時、すなわち認知機能が働いている時に同調は起こり、睡眠時には同調が起こらないということになり、同調には認知機能が関与することを示しています。

次に、物理的要因ですが、これも二つあります。

一つは、運動を行っているさいに、体が上下すると、横隔膜やそのまわりに付着している内臓が、それによって受動的に上下に動かされ、空気の出入りが起こるという「内臓ポジション説」

というものです。

例えば、体が上方に移動する時は、横隔膜は慣性でその位置にとどまろうとするので、横隔膜が下がり、空気が肺に入ります。逆に、下方に体が移動する時は、慣性によって横隔膜が上にとどまろうとするため、空気を押し出します。とくに、ランニングなどの走行時は、体の上下動があるため、この影響があるといえるでしょう。また、四足動物では、進行方向と横隔膜の方向が一致するので、この影響は強くなります。

一方、腹筋は体幹を支える筋として上体の固定に貢献し、走行中の着地（接地）時に反射的に収縮することで、接地の衝撃を和らげ、体を固定し、体のふらつきを抑えます。一方、第1章で述べたように、腹筋は補助呼吸筋（呼気筋）としても働くので、収縮すると、空気が勝手に出ていきます。足が地面に着いた時に腹筋が反射的に収縮しますが、そのタイミングで息を吸うと、横隔膜が収縮して下がろうとするのと、腹筋が収縮して横隔膜を押し上げようとする力が打ち消しあい、うまく吸気ができません。同調すれば、むだがなく一粒（腹筋収縮）で二度（体幹固定と呼気）おいしくなります。

さて、同調すれば運動は楽になるのでしょうか？　同じ運動で比較すると、同調が発生した時に、もし酸素摂取量が減っていれば、エネルギーが節約できるため運動が楽になる可能性があります。

これまでの研究で、同一強度の運動において、強制的に同調させた場合と、同調させない場合とを比較したものがいくつかあります。しかし、酸素摂取量が低下するという研究と、変わらないという研究に分かれているため、まだはっきりした結論は出ていません。

酸素摂取量が減る要因として、物理的要因のメカニズムの関与が示唆されています。先ほど紹介したように、内臓の上下動と横隔膜の動きが一致する、もしくは、着地で腹筋に力を入れた時に呼気をすれば、呼吸筋はあまり使わなくてもすむはずです。そのため、呼吸筋の代謝自体が減少するため、酸素摂取量が少なくすむということです。しかし、ちょっと待ってください。人間の歩行や走行、自転車漕ぎは左右対称、左右交互に行われます。もし右足着地の時に息を吐くことで得しても、左足着地では息を吸わなければなりません。結局、そこで損することになり、差し引きで変わらないということになります。これは、内臓ポジション説でも同じです。いつも得するわけではありません。

ただし、動物の場合、鳥は両方の羽根を同時に振り、四足動物も速く駆けるときは前後2脚ずつを動かすので、左右同時動作となります。そのため、1：1の比率で呼吸するのがいちばん効率的なのです。ヒトではなかなか同調の効果が得にくいといえます。

もし、同調によって呼吸数が少なくなるとしたら、呼吸筋の仕事が減り、体全体としての酸素摂取量は少なくすみます。ただし、同調で呼吸数が多くなる場合もあるので、同調の影響がなく

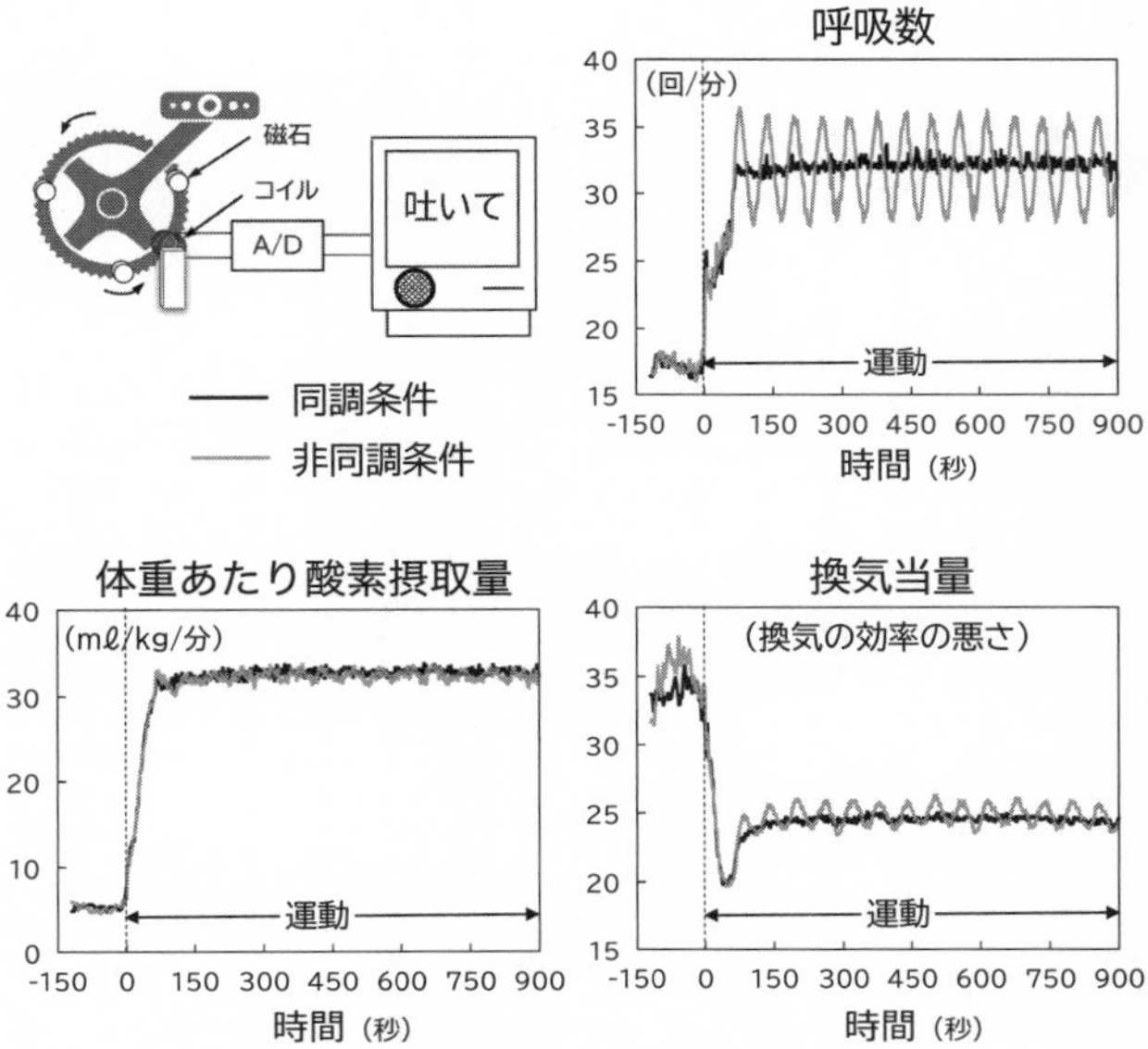

図32. 同調効果を確かめる実験設定と結果

同調条件では、電磁誘導を利用し、あるクランク角度で「吐いて」「吸って」などの指示をモニターに示す。非同調条件では同調条件と平均の呼吸数が同じになるように、1分周期で呼吸の速さを変えるようにモニターに「吐いて」「吸って」などの指示を出す。

呼吸数は運動中、平均するとほぼ同じ値となり、呼吸数の影響は同じ。酸素摂取量は両条件で変わらず、運動の効率は変わらない。また、毎分換気量を酸素摂取量で割った換気当量が大きいと、同じ酸素を消費するのに換気を多くするので、換気効率が悪いことを示すが、平均すると両条件で差がなく、換気効率も変わらない。

なるかもしれません。

これまでの先行研究では、呼吸数についての統制があいまいなので、我々の研究室では、同調－非同調条件を、呼吸数が同じになるようにして実験を行いました（図32）。

対象者の好みに合わせて自転車エルゴメーターの回転数を決め、呼吸数をその半分（2：1）とします。さらに、利き足が踏み込む時に、磁石とコイルの電磁誘導で電気信号を出し、モニター画面に2回転に1回「吐いて」、その間に「吸って」と出る装置を作成しました。

また、非同調条件では、呼吸数が同じで一定にすると同調が発生してしまうため、呼吸数をだんだん速く―だんだん遅くと正弦波状（1周期60秒）に変えるように、画面に「吸って」「吐いて」の指令を出す方法で、平均の呼吸数が同調条件と同じになるようにして比較しました。

その結果は、図32に示すように、呼吸数、酸素摂取量、換気の効率を示す換気当量（毎分換気量÷酸素摂取量）とも両条件で差は見られず、同調の効果は認められないというものでした。

ただし、同調したことによって、呼吸困難感が減ることはたしかなようです。とくに負荷が大きい、激しい運動時には、神経性要因による入力も大きいため、自然に（体の要求にまかせて）呼吸していれば同調は発生しやすくなります。逆に、その時に無理に同調をさせないようにすると、呼吸中枢を刺激するのに呼吸できないというミスマッチが起こるため、呼吸困難感がより強くなってしまいます。

ジョギングをするときなど、意識的に同調させたいと思うなら、小学生の頃に教えてもらったように、腕振りに合わせて「スースー、ハッハッ」とリズムを作るといいでしょう。また、息を吐く時は1回にして、「スースー、ハー」でもいいかもしれません。いろいろなリズムをためしてみて、自分に合った呼吸リズムを見つけてください。とくに呼吸が不安定な人は、走るペースも不安定になっているはずです。なるべく一定のリズムで呼吸し、ペースが変わったら、それに合わせて呼吸リズムも変えましょう。その時も、しっかり息を吐くこと。息を吐くことによって、次の吸気が起こるのです。

最後に、運動時に楽になる呼吸法についてまとめておきます。

〈1〉中強度までの運動なら、なるべく鼻呼吸で、やや深くゆっくりした、自分に合った、安定した呼吸を心がけること。

〈2〉無理に呼吸を大きくしたり、小さくしたりせず、体の自動調節機構（化学受容器反射や神経性要因、同調）にまかせること。

〈3〉激しい運動時は、しっかり吐くことと、運動と呼吸のリズムを同調させたほうが、呼吸は楽に感じる。

こんなことはすでにやっている、という人も多いかもしれません。

基本的には、運動が楽になる呼吸法はありません。右に挙げたことも、これを守らないと苦しくなりますよ、というものです。運動が楽になる基本は、持久力を向上させることで、そのためには、なるべく高い強度で持久力トレーニングを積むことです。楽して楽にはなりません。

コラム3　マスクをして運動するのはいいか、悪いか？

新型コロナ禍で、運動時にマスクをすべきか否かということが問題になりました。感染症対策として、マスク着用は必須ですが、運動時にマスクを着用していて、倒れる人や気分が悪くなる人が出てきたため、現在では3密を避けられれば、運動中はマスクをしなくてもよい、という見解になっていることが多いようです。

では、マスクをして運動するとどのような弊害があるのでしょうか。マスクの種類として、ウイルス自体を通さず、空気感染も防げるN95マスク、繊維などをきれいに織らずに絡み合わせた布を重ね合わせた、使い捨ての不織布（サージカル）マスク、家庭などで自作でき、ガーゼを重ね合わせた布製マスク、スポーツなどで使用されるウレタンやポリエステル製のマスクなどがあります。

マスクをして運動するとどうなるでしょうか。

吸気‐呼気ともマスクで抵抗がかかり、呼吸が制限されるため、第1章の「呼吸筋トレーニング」と同様に、同一の換気量を得るのに呼吸の仕事が多くなり、呼吸筋をより多く使わなければならないことが推察されます。また、呼気が出にくく、吸気が入りにくいので、酸素が取り込みにくく、二酸化炭素が排泄しにくくなり、血中の二酸化炭素分圧が増加し、酸素分圧が低下する可能性もあります。さらに、マスク内に熱がこもりやすいことや、冷たい空気が入ってきにくく温かい呼気が出にくいことから、体熱の放散が妨げられることも考えられます。ただし、人間の体では、体熱放散は主に発汗と皮膚表面で行われるため、呼吸による放熱はほとんど効きません。いずれにしても、マスク着用は悪影響が出そうな感じがします。

マスクを着用しての運動についての研究は、新型コロナ禍になって増えてきましたが、まだ少なく、エビデンスとまではいえませんが、N95マスクと不織布マスクを着用した場合とマスクなしを比較した実験では、マスクなしと比べ、安静時の肺活量が不織布マスクで8%、N95マスクで13%有意に低下し、一秒量（1秒で吐ける空気の量）もマスクを着用すると低下するそうです。また、深い呼吸になるため、安静時の呼吸数がマスク着用で（とくにN95マスクで）低下しますが、毎分換気量自体は変わらないと報告されています。さらに、自転車エルゴメーターの漸増負荷運動で、限界（へばる）までの最大運動をすると、運動パフォーマンスである最大到達負荷の5%減少や最大酸素摂取量の13%減少など、N95マスクでは有意にパフォーマンスが低下します。この値は、不織布マスクも少し低下しますが、統計的にはマスクなしと変わりません。

さらに、生理学的パラメーターを見ると、最大換気量が25%減少するほか、最大呼吸数、最大一回換気量ともN95マスクだけが低下しています。ただし、血圧、動脈血の酸素分圧や二酸化炭素分圧はマスク着用の影響はありません。また、不快感はマスクなしに比べ両方のマスクとも高く、N95マスクは不織布マスクよりも高い値でした。

つまり、N95マスクは運動に向きませんが、不織布マスクはマスクなしと比べ不快感はありますが、激しい運動をしても、生理学的負担やパフォーマンスは変わらないとのことです。また、不織布マスクと布製マスクを着用して最大運動を行わせて比較した研究でも、同じようにマスクなしに比べ、パフォーマンスである運動継続時間、最大運動時および相対的に同一強度（例：最大の50％）での運動時の酸素飽和度や心拍数、主観的なつらさは変わらないという報告もあります。

さらに、定常負荷運動では、不織布マスクをして中程度の強度（乳酸が蓄積し始める強度）で30分間の自転車運動をすると、マスクなしと比べ、定常時の酸素摂取量、毎分換気量、呼吸数が低下し、心拍数は増加すること、動脈血酸素飽和度と主観的なつらさは変わらないことが報告されています。

マスクをすると呼吸数が低下するので、死腔が減り、効率がよくなったと考えられます。また、不織布マスクを着けて、トレッドミルで時速5・6㎞と少し速い程度の、軽い歩行運動を1時間実施した場合には、マスクなしと比べ心拍数が毎分10拍、呼吸数が毎分1・6回有意に増加しましたが、体温（深部温）には差が見られず、主観的な運動のつらさや暑さの感覚も差がありませんでした。ただし、マスク内の空間の温度や湿度、マスクに覆われた皮膚温は運動で増加していました。

このように、不織布マスクをして軽い運動をしても、多少生理学的に負荷がかかりますが、たいしたものではなく、体温も上がらないということです。そもそも、マスク着用で呼吸抵抗がかかるといっても、毎分100ℓの換気をしたと仮定したシミュレーションで、N95マスクによる抵抗が2（cmH_2O：水柱）、毎分85ℓの換気相当で不織布マスクは1（cmH_2O）しか圧がかかっていません。これは私たちが実験で使用する測定用のマスクや、マウスピースと同程度の抵抗で、第1章で示したように、成人男性の最大吸気圧が110（cmH_2O）を超えていることと比較しても、マスクによってかかる圧は非常に小さいといえます。

これらの研究はたいてい、若い人を対象として、通常の室温（20～25℃）、50％以下の湿度で行われており、そのような環境では、マスクを着用して激しい運動をしても、不快感はありますが、生体にあまり悪い影響はないといえます。ただし、性差や加齢の影響については、はっきりしていません。

日本の夏場のように、高温多湿の過酷な環境でマスクを着用して運動したらどうなるかについての研究は、ほとんどありません。ネットなどで専門家の意見を見ると、安静時は先ほど述べたように、体熱放散に呼吸はあまり関与しないことから、マスクを着けたまま、35℃程度のところに2時間滞在しても、深部体温はマスクなしとほとんど変わらないことが予測されるなど、マスク着用による熱中症のリスクは大きくないという意見が多いようです。

運動の場合については研究は少なくはっきりしません。日本救急医学会は、2020年6月の提言の中で、「現時点ではマスクをつけて運動しているから必ず熱中症になりやすいともいえないが、体に負担がかかる」とし、「適宜マスクを外して休憩することも大切。ただしマスクを外すさいには、フィジカル・ディスタンシングに配慮し、周囲環境などに十分に注意を払うこと。また口渇感によらず頻回に水分も摂取すること」としています。

たしかに、マスクをしていると飲み物を飲むのが面倒ですし、喉が呼気の水分で潤っているので喉の渇きを感じず、知らないうちに脱水になりがちです。積極的な水分補給は不可欠です。

私自身、トレーニングで週2回、室温およそ22℃の環境で自転車エルゴメーターを最大の70%くらいの強度で40分間漕いでいますが、一度、試しに不織布マスクを着用して漕いでみました。運動開始から20分までは、少し呼吸はしにくい程度で、ゆっくり大きめに呼吸すれば問題ありませんでした。さらに、20分以上経過すると、発汗や呼気の水蒸気でマスクが湿気を帯び始め、呼吸の抵抗感をかなり感じるようになります。また、汗もいつもより出ますが、心拍数や酸素飽和度はいつもとほとんど変わりませんでした。しかし、ラスト5分くらいでは、マスクが多量の汗（+呼気の水分）を吸ってべちゃっと顔にまとわりつき、また、水分がフィルターの隙間をふさぐため、急激に吸気が困難になりました。これは窒息しそうでパニックになりかけました。やはり、マスクが濡《ぬ》れた状態での運動は危険です。発汗が多い場合は、マスクは外しましょう。ただし、別の日に違うメーカーの不織布マスク、あるいはポリウレタンのスポーツ用マスクで挑戦した時には、発汗量は増えましたが、あまりマスクが濡れず、それほどきつくなりませんでした。

このように、マスクによって影響が異なる可能性があります。最近のスポーツウエアは通気性向上など進歩が目覚ましく、それを応用したスポーツ用のマスクはなかなかいい感じです。ただし、感染予防という観点では、効果は不織布よりもかなり落ちます。

マスク着用による生体の負担はそれほど大きくなく、また感染予防に一定の効果がありますので、不織布（推奨）またはスポーツ用マスクを着用して運動することが、中強度までなら推奨されます。ただ、暑さなどの環境や個人の主観的なつらさ、不快感を考慮し、屋外で3密を避け、ソーシャルディスタンス（2ｍ）を取れれば、適宜マスクを外して休憩したり、場合によってはそのまま運動してもいいといえます。

第4章 スポーツと呼吸のいい関係

ここまで、安静時や走ったり自転車を漕いだりする運動のさいの呼吸について見てきました。ここからは、呼吸が大切だとされるヨガや登山、格闘技など呼吸が重要な役割を果たしているといわれる「運動」を種目別に詳細に見ていくことにしましょう。

呼吸がたんなる体への酸素供給ではなく、さまざまな体のメカニズムと関係していることに気づくはずです。

1. ヨガと呼吸

ヨガは家でも気軽にできる健康法・運動として、新型コロナ禍で始めた人も多いのではないでしょうか。ヨガは古い歴史を持ち、さまざまな方法・流派があり、その効果も多岐にわたっています。

① ヨガは幅広く奥深い

ヨガはヨーガとも呼ばれ、紀元前の古代インド（一説には紀元前2500年ごろのインダス文明時期）に始まった、静的な瞑想を主とした宗教的行為で、精神を統一し、心の働きを止め（不動心）、輪廻《りんね》からの解脱（悟り）を目指すものが原型です。

その後、仏教やヒンズー教をはじめ、さまざまな宗教の修行法として広まりました。日本の仏教における座禅や念仏もヨガの影響を受けています。「ヨガ」の語源は、サンスクリット語の「牛馬に〝くびき〟をつけて車につなぐ」という意味の、「ユジュ」という言葉で、牛馬のように心身を制御することを示唆し、心と体を「結ぶ」という意味もあります。

12世紀頃には、ポーズと呼吸法による鍛錬・苦行を重視した「ハタヨガ」が広まりました。

1990年代後半からは、健康ブーム／フィットネスブームの追い風を受け、なるべく苦行などの宗教性をなくし、ポーズに重点を置いた〝エクササイズ（運動）〟としての現代ヨガが、欧米を中心にブームになりました。現在ではパワーヨガなどさまざまな流派に分かれています。

② ヨガは呼吸法が肝である

ヨガでは呼吸のことを「プラーナーヤーマ」と呼びますが、「プラーナ」とは気や生命エネルギー、「アーヤーマ」は制御・抑制という意味があります。ヨガでは、元来の目的である悟りを開くため、体に気やエネルギーを注入し、心身を制御する方法として、「呼吸」が重要視されてきました。

呼吸は心の動きとも密接にかかわっているものです。

ヨガの呼吸の基本は「鼻呼吸」「ゆっくり深めの呼吸」です。これは流派などにより異なりますが、ここで代表的な呼吸法を挙げていきながら、科学的な視点からコメントをしてみたいと思います。

まず、横隔膜を使う「腹式呼吸」、そして肋間筋などで肋骨を上下させる「胸式呼吸」、この両方を行う「完全呼吸」があります。腹式のほうが深く大きく呼吸できるので、ヨガでは主に腹式呼吸が使われます。

ネットに挙げられているヨガの宣伝文句で、腹式呼吸は副交感神経、胸式呼吸は交感神経が働く、と書かれていることがありますが、腹式・胸式は自律神経系と直接的な関係はなく、これは生理学的には正しいとはいえません。ただし、腹式呼吸はゆっくり大きく呼吸するので、気持ちが落ち着き、副交感神経が優位になると考えられます。

ヨガでの呼吸時に、生体はどのような反応をし、また、長期間ヨガ呼吸を続けている指導者にはどのような心身の変化があるのかを、見てみましょう。

ヨガ鍛錬者の中には、1分間に1回の呼吸が可能な人もいます。私の指導教授だった宮村實晴先生は、ヨガを20年近く鍛錬し、お腹をへこませて呼吸するウジャイ呼吸で1分間に1回の呼吸が可能なヨガ指導者に来てもらい、1時間のウジャイ呼吸中の呼吸系の測定と、1回のウジャイ呼吸の終期つまり呼気終末期に動脈血の採血を行い、換気量や血液ガスがどのように変化するかを、通常の呼吸と比べて検討しています。

ヨガ指導者の場合、通常の安静状態でも呼吸数は少なく毎分6回でしたが、ヨガ呼吸法を行うと呼吸数は毎分1回に、毎分換気量は3・9ℓから2・7ℓに低下するのに対し、酸素摂取量は毎分230㎖から256㎖に、心拍数は毎分69拍から75拍に少し増加していました。また、動脈血の酸素分圧は95mmHgから76mmHgに低下し、二酸化炭素分圧は40mmHgから51mmHgに増加し、pHは7・39から7・32に低下していました。

これは、低換気により、体内が低酸素・高二酸化炭素状態になっているといえます。この状態では化学受容器反射で換気が上がらないといけないのに、逆に下げていることになり、かなりの苦しさで、それを1時間も続けることは一般人には不可能です。先行研究では、ヨガ鍛錬者は、高二酸化炭素および低酸素に対する換気感受性が、両方とも低下していることが報告されており、長期のヨガ鍛練で呼吸の化学感受性が鈍っているために、極端に遅い呼吸が可能になっていると考えられます。ヨガ経験者は長距離選手と同様に、非経験者と比べ、通常の安静状態でもゆっくり大きめの（一回換気量が多い）効率のいい呼吸をし、ヨガ中の毎分換気量も少なくなっています。

また、第2章で述べた肺伸展受容器による反射は、深い呼吸を繰り返すと慣れによって徐々に弱くなること（脱感作）も動物実験で示されており、ヨガ呼吸で大きく深い呼吸を続けていると、吸気を止めて呼気に変える反射が減弱し、より長く吸気できるようになっている可能性があります。さらに、末梢神経反射を用いる受動的運動による換気亢進も、ヨガ鍛錬者では低下していることが報告されています。これは、ヨガの鍛練により、呼吸中枢による不随意的な呼吸調節が弱まり、大脳からの随意的な呼吸指令が優位になっていると考えられます。ただし、呼吸の化学感受性は遺伝的に個人差があり、トレーニングしても極端に遅い呼吸はできない場合がありま す。無理をせずに自分のできる範囲で行いましょう。

③ ヨガ呼吸は心身を整える効果がある

次に、ヨガの呼吸法はどのような効果があるか見てみましょう。

ヨガの基本である「鼻呼吸」と「ゆっくりした呼吸」には生理学的な効用があるといえます。とくにゆっくりした呼吸で気持ちが落ち着いたり、副交感神経が優位となり、血圧や心拍数が低下するとともに、血管が弛緩して広がるので血液が流れやすくなり、末梢の血行が良くなるといえます。また、呼吸に集中することは、雑念を払い、精神統一にはいいことも挙げられます。

ただし、それ以外で宣伝されているヨガ呼吸法の効用については、かなり疑問符が付きます。例えば、「深い呼吸で酸素を体に行きわたらせる」とよく宣伝文句に書かれています。これまで述べてきたように、たくさん呼吸をしても、必要な分だけ組織に酸素が取り込まれ、使われなかった分は肺に戻ってくるだけです。

また、ヨガ呼吸にダイエット効果があると謳っているものもありますが、激しい呼吸をしないかぎり、呼吸筋活動による消費エネルギーはそれほど大きくならないので、ヨガの呼吸法だけでダイエットをするのは難しいでしょう。エクササイズ系のヨガなら全身の運動量があるので、ダイエットはある程度可能です。ヨガで痩せたという場合には、付随して行うエクササイズ（ポーズ）が効いているのではないかと思います。

呼吸によって気やエネルギーを体に注入するということが書かれている場合もありますが、これも非科学的で証明できません。効果があると信じて飲めば、普通の水も薬になるという「プラシボ効果」が実際にあります。もし効果があるのならば、それでよしとしましょう。

④ 瞑想やマインドフルネスも効果がある

古典的ヨガで重視されていたのは、瞑想による精神統一、不動心、悟りでした。達成するのは難しいのか、現代のエクササイズ系ヨガでは、瞑想はあまり行われていないようです。しかし、座禅のように、似たような様式がさまざまなところで応用されています。

最近、「マインドフルネス：mindfulness」という言葉がよく使われるようになっています。マインドフルネスとは、「今ここに集中している心のあり方」、あるいは「心を今に向けた状態」というような意味で、「心をとどめておくこと」「気づき」などと訳すこともあります。「判断をしない（ありのまま受け入れる）」ことにより物事を客観的・俯瞰《ふかん》的に見られるようになり、「今この瞬間に意識を向ける」ことで雑念を取り除くことができる、ということです。

マインドフルネスに持っていくための方法が、仏教に由来する瞑想です。最初は3分くらいから始め、慣れれば20分以上瞑想が可能になります。このマインドフルネス瞑想の効果としては、悟りまではいかないにしても、精神的落ち着きやリラックス、集中力の向上、ストレスや痛みの軽減などが起こるとされ、学術的にもマインドフルネスがストレスを軽減し、認知症や精神的疾患、心血管系疾患などさまざまな疾患に効果があるとするエビデンスが蓄積されてきています。

最近では、企業（あのGoogleやAppleも採用）の研修や医療の一つの方法として、マインドフルネスが用いられるようになっています。

この瞑想中の生体の反応ですが、瞑想は呼吸法と密接に関係しており、鼻からのゆっくり行う腹式呼吸が基本です。そのため、瞑想開始とともに呼吸数が減少し、毎分換気量、酸素摂取量も低下します。また、瞑想中、脳では「意識」と「覚醒」、「自律神経」に関係する部位が活性化していることが、ＭＲＩを使って明らかにされています。座禅や武道では、「丹田呼吸法」と呼ばれる、腹式呼吸の一種がよく使われますが、この呼吸法により、精神を安定させ、覚醒状態で適度な緊張を与えるセロトニンという脳内の神経伝達物質が、よく分泌されることが報告されています。なお、脳内の海馬、小脳、脊髄などから分泌され、緊張やストレスなどをやわらげて、脳の興奮を鎮めるＧＡＢＡ（γ－アミノ酪酸：gamma-Aminobutyric acid）と呼ばれる、抑制性の神経伝達物質の分泌が、ヨガによって増大し、うつ状態が改善されたとの報告もあります。

⑤ ヨガの運動強度は、ポーズが静的か動的かによって変わる

ヨガのポーズの体力的効果ですが、流派によってかなり違ってきます。ある程度の時間ポーズを続ける静的なヨガの場合は、姿勢によりますが、ストレッチング、あるいは自重を使った静的な筋力トレーニングに近いと思われるので、一般的な動的筋力トレーニングの負荷、つまり最大の70％などに比べるとかなり低く、筋力アップの効果はそれほど高いとはいえません。

また、持久力のトレーニングとしても、ほとんどのポーズは安静時の3倍以下のエネルギー消費量しかなく、ヨガの運動量は、普通の速度での歩行と同程度で、「軽い運動」の範疇《はんちゅう》であったとの報告があり、持久力アップにもそれほど効果的とはいえません。

一方、パワーヨガなど、ポーズを連続的に行う動的なエクササイズ系のヨガの場合は、静的な

ヨガよりも筋力が増大する可能性はありますが、やはり自重なので、ジムでの筋トレには及びません。ただし、持久的には、休みなくポーズを実施するとかなりの負荷になるようで、若年者が45分程度のパワーヨガを実施すると、心拍数が毎分150拍近く、最大の70%近くの強い強度、すなわち一般的な持久力トレーニングの至適負荷ゾーンに入る場合もあるようです。これは、かなりいい持久力トレーニングになりますし、ダイエットにもなります。

⑥ヨガは心身をある程度健康にしてくれるが、病気には現代医療との併用が必要

ポーズ、呼吸、瞑想を合わせて、ヨガ全体としての効果はあるのでしょうか？

これは流派によって違ってきますが、WHO（世界保健機関）は、ヨガを身体活動増加と生活習慣病減少の有意義な道具であると述べています。

また、アメリカでは、国策として通常医療の補完医療を積極的に進めようとしており、その一つとして、「ヨガを補完的治療マネジメントに活用する」という観点に立ち、国家的に研究費を出してエビデンスを集め、情報を提供しています。例えば、2018年に、アメリカ国立衛生研究所（NIH：National Institutes of Health）に属する国立補完統合衛生センター（NCCIH：National Center for Complementary and Integrative Health）という政府機関が、ヨガの効果に関するエビデンスをまとめています（表4はその要約）。

対象	項目	対象者	効果あり論文数/全論文数（対象人数）	ヨガの効果	判定
健康人	ストレス	一般人	12/17（1070）	心身ストレス軽減	○
	メンタルや感情の健康度	一般人	10/14（1084）	効果あり（例：回復力、心の健康度）	○
	食・運動習慣	若年者	1/1（1820）	ヨガ参加者は食習慣と運動習慣が良い	○
	バランス	一般人	11/15（688）	バランス改善	○
	ダイエット	一般人	17/17	徐々に中程度減量	○
		過体重、肥満者	10/10	体脂肪低下	○
	喫煙	喫煙者	10/10（484）	喫煙欲や喫煙本数の減少	○
患者等	睡眠	がん患者、高齢者、関節炎患者、妊婦、閉経女性	複数の研究	睡眠改善	○
	痛み	腰痛	8/8（1466）	短中期的に腰痛を軽減、機能向上（他の運動と同程度）	○
		首部痛	10/10（686）	痛み軽減、機能向上	◎
		頭痛	1/2（72）	一つは頭痛の程度低減、頻度減少、もう一つははっきりしない結果	−
		筋痛、関節痛（リウマチ、変形性関節痛）	8/8（561）	効果はありそうだが個々の症例が少なく、エビデンスとしては弱い	△
	精神疾患	生活での不安感	?/23（1722）	研究の精度が悪く、必ずしも減少するとは言えない	−
		不安症	8/8（319）	短期間は不安の程度を軽減する	○
		不安障害患者		効果なし	×
		うつ傾向	14/23（1272）	うつ傾向を低減	○
		うつ病患者	?/7（240）	効果がある場合もあるが、推奨しきれない（サンプル数不足）	△
		（心的）外傷後ストレス障害（PTSD）患者	0/7（284）	エビデンスは弱い	×
	更年期障害	閉経女性	13/13（1300以上）	更年期障害を軽減（他の運動と同程度）	○
	慢性疾患	種々のがん患者	138近く/138（10660）	身体的、精神的症状を改善、ＱＯＬも改善	◎
		乳がん患者	24/24（2100以上）	疲労や睡眠障害を中程度に改善、ＱＯＬ改善（他の運動と同程度）	○
		多発性硬化症	0/7（670）	疲労や気分は短期間は他の運動と同様に改善するが、筋機能や認知機能、ＱＯＬは改善しない	×
		慢性閉塞性肺疾患（COPD）	10/10（502）	体力、肺機能、ＱＯＬが改善	◎
		喘息患者	0/15（1048）	少し改善するだけ（医学的治療を優先すべき）	×

アメリカ国立補完統合衛生センター（National Center for Complementary and Integrative Health; NCCIH）が、ヨガの効果に関するレビューをまとめたWEBページ（https://www.nccih.nih.gov/health/yoga-what-you-need-to-know）をもとに、筆者が作成したもの。
効果あり論文数/全論文数：レビューで挙げられた全部の論文数と、その中で効果があったとする論文の数の比を示す。比が高い方が効果が高いといえる。また、（ ）は対象者の人数で、多いほど精度が高いといえる。
判定：内容をもとに、筆者が判断した効果。◎；効果が高い（他の運動と同程度以上）、○；かなりの効果がある（他の運動と同等）、△；効果があるとはいえない、×；効果はない、－；判断不能

表4．NCCIHによるヨガの効果に関するシステマティックレビュー

これをかいつまんで紹介すると、

〈1〉健康な人のストレスを軽減し、メンタルヘルスを健全化し、運動・栄養を改善し、多少はダイエットになり、喫煙も控えられる。

〈2〉多くの患者の睡眠を改善し、体幹の関節痛（首、腰）を軽減し、うつ傾向や不安傾向のある人の状態を改善し、がん患者の身体的・精神的症状を軽減、生活の質（ＱＯＬ）を向上させ、慢性閉塞性肺疾患（ＣＯＰＤ）の患者の機能改善と生活の質を向上させる。

というエビデンスがあります。

ただし、体幹以外の関節痛（膝など）や筋痛、うつ病や不安障害など症状が重い場合は、ヨガの効果ははっきりしなくなるようです。

また、日本でも厚生労働省が中心となって、通常医療と補完医療を合わせた「統合医療」を進めており、その一環としてヨガについてのエビデンスを集計しています（https://www.ejim.ncgg.go.jp/doc/doc_e03.html）。さらに、その最新版（http://okat.web.fc2.com/page02_04_7.html）や、それらをまとめた報告書もｗｅｂで見ることができます。

いずれにしても、ヨガは健康な人の心身の状態をある程度改善し、病気の治療にもある程度使える、ということになります。ただし、医療的にはヨガはあくまでも補完医療の一つでしかなく、通常医療と合わせて総合的に行われる、補完統合医療が必要です。

2. 登山と呼吸

① 登山は健康にいいが、高所では急性高山病に注意が必要

この新型コロナ禍の前までは中高年者、若い女性を中心に登山がブームになっていました。総務省によると登山・ハイキング人口は1000万人前後で推移し、60歳以上ではウォーキング、器具を使ったトレーニングに次ぐ実施率です。

山に登ると、ある程度長い時間歩く（運動する）ことになるので、持久力トレーニングになりますし、荷物を背負い、山道・岩を登ることは、筋肉もよく使うので筋力トレーニングにもなります。つまり、持久力トレーニングと筋力トレーニングが一度にできるので、一石二鳥といえます。そして山に登れば景色がよく、森林浴になり、達成感もあるので、ストレス発散やリフレッシュにもなります。登山やハイキングは心身の健康にいいのは間違いありません。一方で、登山は危険で、身体に悪いこともあります。警察庁によると、ここ数年は遭難件数が全国で年間2500件程度、遭難者は3000人程度（死者・行方不明300人程度）もいます。

標高2500mを超えて酸素が薄くなると、安静ではあまりわかりませんが、少し動くと息が切れます。これは生体の正常な反応です。しかし、体がうまく適応できないと、体調が悪くなっ

て高山病にかかる人が出てきます（不思議なことに、まったく平気な人もいます）。

高山病には、頭痛を主訴とした「急性高山病」（ＡＭＳ：Acute Mountain Sickness）、ＡＭＳが悪化し、肺に水が溜まって呼吸困難や激しい咳が出て死に至ることもある「高地肺水腫」、さらに、脳が腫れて激しい頭痛とふらつきなどの運動失調や精神錯乱を起こし、より危険度の高い「高地脳浮腫」などがあります。日本では肺水腫や脳浮腫まで悪化することは少ないですが、ＡＭＳは標高２５００〜３０００ｍの山で10〜20％の人が、３５００ｍ以上（富士山）では30〜50％の人がかかるとされています。

ＡＭＳは、国際標準で症状別に程度を0〜3点に得点化した「レイクルイーズＡＭＳスコア２０１８年改訂版」（日本登山医学会訳：http://www.jsmmed.org/info/pgams.html）をもとに判断することができます。まず「頭痛」が必ずあること、かつ「胃腸症状（吐き気、食欲不振）」、「疲労・脱力感」、「めまい・ふらつき」の4症状の得点の合計点が3点以上になるとＡＭＳと診断されます。

ＡＭＳは、２５００ｍ以上の高所に登り、数時間から1日以内に起こります。実は私も、２０１４年にガイド付きのバスツアーで富士山に登りましたが、８合目（３１００ｍ）の山小屋で頭痛が起こりＡＭＳ状態になりました。このときは、夕食がほとんど食べられず、仮眠もできませんでした。その後、頭痛薬を飲んだら多少よくなったのでなんとか登頂できましたが、長い下りを含め、「富士登山は修行です」とガイドさんに言われました。同じツアーの若者たちは、歌をうたいながら楽しく登っていました。なぜ、このようにＡＭＳを発症する人と発症しない人が出てくるのか、第2章の低酸素の話を復習しながら解説します。

まず、高所では空気の圧力（重み）が減って気圧が低下します。そのため、空気中の酸素濃度（組成比：20・９３％）は変わらなくても、含まれている絶対酸素量が低下します。標高２５００mでの気圧は、０mの75％程度に低下します（気圧＝760×0.75mmHg）。

第2章で出てきた肺胞気式で計算すると（吸気酸素濃度：20・９３％、肺胞気二酸化炭素分圧：40mmHg、呼吸商：０・８５と仮定）、肺胞の酸素分圧は62mmHgとなり、拡散により動脈血酸素分圧はそれより5mmHg低いとして57mmHgとなります。

ここで、第2章図13の酸素解離曲線を見ると、この時の「動脈血酸素飽和度」は90％弱になり、この値は病院では酸素吸入が必要になるものです。この状態になると、体は酸素不足を補うため、化学受容器反射で換気量を上げます。ただし、この程度なら安静時ではそれほど換気も増えず、息苦しさもほとんど感じません。しかし、登山のように上り坂を登るとなると、必要な酸素は増えるので余裕がなくなります。そのため換気が上がり、すぐに息苦しくなってしまいます。この時「動脈血酸素飽和度」は85％程度にまで下がります。富士山でどうなるかは、第2章で見たとおりです。

息苦しさの度合いは、呼吸の化学感受性によって異なり、低酸素ですぐに息が上がる（低酸素感受性が高い）人とそうでない（低酸素感受性が低い）人がいます。動脈血酸素飽和度も人によってかなり異なります。これまでは、低酸素化学感受性が高いほうが、低酸素環境で換気が増加しやすく、酸素をより多く取り込めるため、有利と考えられていました。実際、一流登山家の化学感受性は、低酸素、高二酸化炭素とも一般人より高いことが報告されています。

低酸素感受性が低い人は、高い人に比べ高所で換気が上がらないので、動脈血酸素飽和度がより低下します。以前は、高所で酸素飽和度が低い人（＝低酸素感受性が低い人）はAMSを発症しやすいと考えられていました。しかし、低酸素感受性とAMSスコアは相関しないとの報告や、高所での酸素飽和度とAMSのスコアが相関しないとの報告もあります。つまり、AMSは、高所での低換気や低い酸素飽和度だけが原因で起こるのではないということです。また、標高4000m以上に3～5日程度滞在すると、低酸素の化学感受性が増加し、換気量を増やすように適応します。さらに、第2章で述べた「2,3 DPG」（赤血球内で酸素とヘモグロビンの結合を調節する物質）も増加し酸素供給を高めます。これが初期の高所馴化です。このころになると、AMSも治ってきます。

ちなみに4000m以上に1ヵ月以上滞在すると、化学受容器の感受性が脱感作（繰り返しの刺激により、慣れて反応が弱まること）で低下し始め、換気量も減ってきます（長期馴化）。エチオピアやアンデスの高地民族も化学受容器の感受性が鈍くなっています。第2章で述べたようにヘモグロビンが増えてくるからです。ところが、私がオックスフォード大学留学中に共同研究で参加した研究では、チベットに生まれ育ってイギリスに移民してきたチベット民族は、同じルーツである漢民族と比べ、急性低酸素吸入および8時間の低酸素滞在に対する換気応答が大きく、ヘモグロビンは少なく、ＨＩＦ（低酸素誘導因子）の発現も低いことを明らかにしています。この研究の共同研究者には、２０１9年にＨＩＦの発見でノーベル賞を受賞したラトクリフ（Sir Peter J. Ratcliffe）教授も含まれています。

低酸素に対する応答は、遺伝や環境が複雑に絡み合っており、呼吸の化学感受性だけでは、ＡＭＳの発症を説明することはできません。また、体内の低酸素状態を補償するため、高所では交感神経が活性化して心拍数を上げ、血流量が増えます。脳の血流量も低酸素で増加します。また、低酸素で水分や電解質を代謝するホルモンの失調が生じ、体液／水分貯留が脳内でも起きます。ＡＭＳの主訴である頭痛は、脳循環との関連が指摘されていますが、これらの影響で脳内で細胞内から細胞外（例：血管内から血管外）へ体液が移行して、血液や脳脊髄液などが脳内に漏れて浮腫が生じます。脳がむくんだ状態になるということです。脳は頭蓋骨でまわりを固められているため、浮腫などで膨張しようとして圧迫され、ＡＭＳを起こすというメカニズムが有力視されています。

登山などのさいには適度な水分補給が重要です。通常、不要な水分は汗や尿で体外に排泄されます。しかし、利尿作用が弱いと水分が貯留され、体重が増えます。高所滞在で体重が増えた人はAMSにかかりやすいという報告もあります。

これらのことから、脳血流の増加率が高い人、水分バランスが悪く水分貯留やむくみが起きやすい人、脳と頭蓋骨の緩衝材である脳脊髄液が少なく、脳室が頭蓋骨に密着している人は、脳の膨張に対する緩衝が少なく、頭蓋内圧が高まりやすく、AMSを起こしやすいと考えられます。しかし、低酸素による脳の膨張は0・5%程度しかなく、あまり大きな影響はないことも報告されており、脳の浮腫が原因であるとはっきり結論付けられてはいません。

急性高山病は、さまざまな要因が関連して起こるというのが、妥当な考え方のようです。

② 急性高山病にかかりやすそうな人を平地で見分ける方法

AMSのメカニズムとは別に、AMSにかかりやすい人の特徴がわかれば、そして、AMSにかかりやすい人を登山前に平地で予知できれば、予防薬や馴化など、対策を立てておくことができ、安全で快適な登山につながります。また、メカニズム解明にも役立てることができます。

最新のレビューでは、AMSは年齢と関係なく、女性で起きやすいことが示されています。しかし、これらに反論する研究もあります。また、喫煙者はAMSになりにくいという報告、平地での体力は関係しないという報告や、逆に長距離選手はＡＭＳにかかる危険性が高いとの報告もあります。

このように、誰がＡＭＳにかかりやすいかは、はっきりしておらず、エビデンスにはなっていません。

我々の研究室で、ＡＭＳを予知するスクリーニングテストを開発することを目的として、登山経験者で、ＡＭＳをよく発症する人とほとんど発症しない人を対象に、定常負荷運動中に吸入酸素濃度を変化させ、その時の呼吸循環応答を測定・比較し、両群の違いからＡＭＳにかかりやすい人の特性を明らかにする実験を行いました。

愛知県の中高年の山の会のご協力で、高所登山の経験が豊富な（２５００ｍ以上の山に５回以上登山）男性７名、女性９名の計16名の登山愛好家に、実験に参加してもらいました（平均62・7歳）。

まず、過去５年間の高所登山時のＡＭＳ症状や頻度等を点数化し、ＡＭＳにかかりやすい群（プラスＡＭＳ群）８名、かかりにくい群（マイナスＡＭＳ群）８名に分けました。予備測定で、各対象者の予備心拍数の40％の負荷（40％ＨＲＲ≒最大の40％）を決定し、肺機能検査で肺活量、１秒量、１秒率を測定します。さらに、この実験では低酸素吸入方法を２種類用いました。吸気酸素濃度を通常の20・９％から13％に瞬時に切り替える急減条件と、20・９％から13％

に約1分に1%の割合で、約10分かけて直線的に低下させる漸減条件です。なお、酸素濃度13%は、第2章で計算した富士山頂の値(12・9%)とほぼ同じです。酸素濃度は対象者に教えず、対象者ごとに順番を変えて実験を行います。実験の流れとしては、常酸素で安静2分→40%HRの運動22分(=常酸素5分+吸気酸素濃度変更15分+常酸素で回復2分)というものです。

結果ですが、まず安静時の肺機能について、AMSにかかりやすい人は肺活量が低いという特徴がありました。2つの群で統計的に有意な差がある場合、その中間の値がボーダーラインと仮定すると、肺活量で2・9ℓ以下、性・年齢・身長から算出する予測値(第1章参照)の96%以下の人は、AMSにかかりやすいといえそうです。低酸素を付加すると、吸気酸素濃度は急減条件では10秒以内に20・9%から13%の低酸素になり、漸減条件では多少変動しますが、10分で13%まで徐々に低下していました(図33左上)。その時、AMSにかかりやすい人は、動脈血酸素飽和度(SpO_2)が低酸素に切り替え後、早い段階から低下し始め、大きく低下しました(図33右上)。

今回の条件(酸素濃度13%、中強度の運動)では、急減法では低酸素開始2分後にSpO_2が82%以下の人、漸減法では低酸素開始5分後にSpO_2が92%以下の人、あるいは、SpO_2の最低値が75%以下の人は、AMSにかかりやすいといえそうです。また、毎分換気量については、AMSにかかりやすい人は、常酸素運動での換気量は少ないにもかかわらず、低酸素での運動時

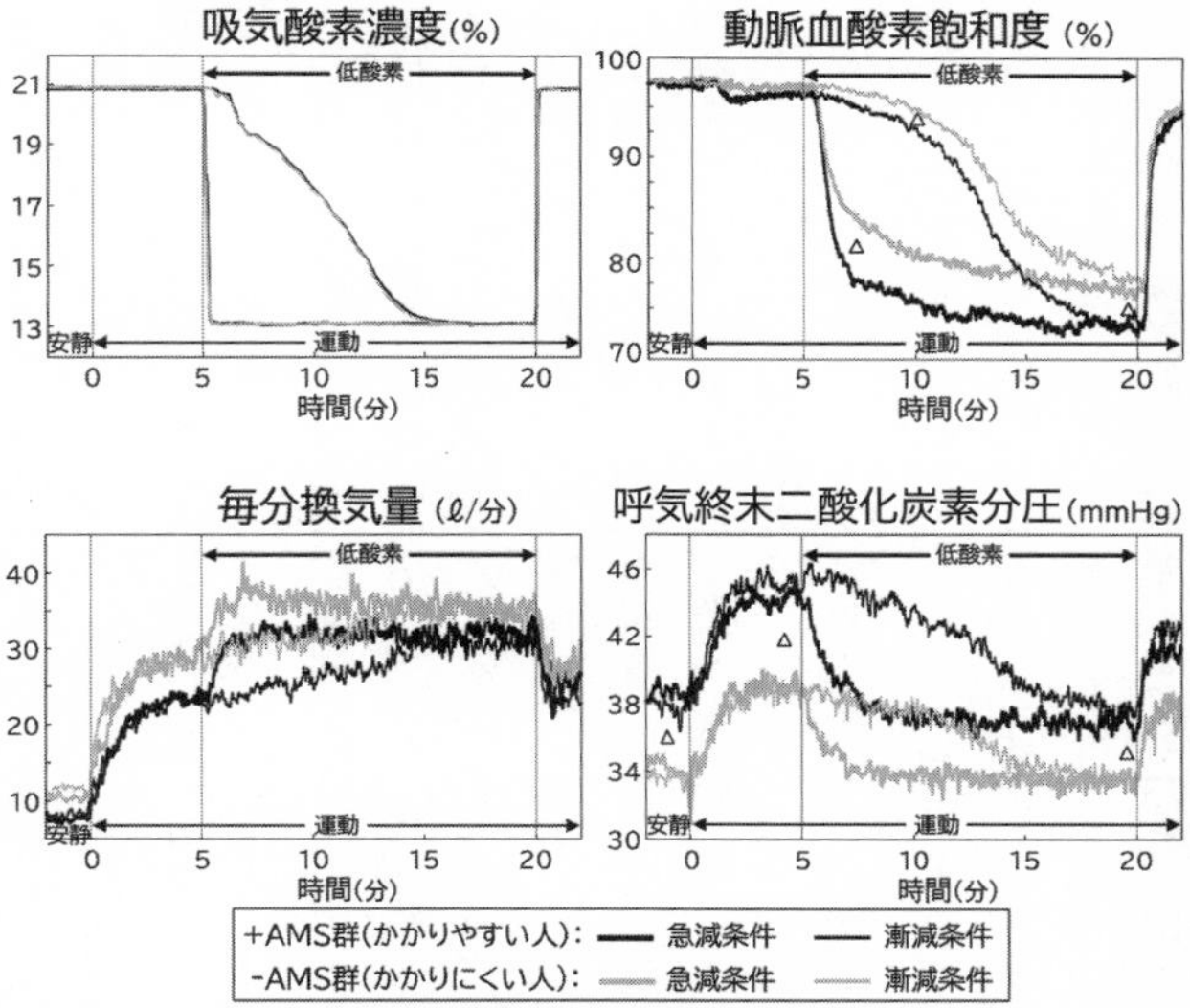

図33. 急性高山病を予知する実験の結果

中高年の登山愛好家16名を、急性高山病（AMS）にかかりやすい群（黒線）とかかりにくい群（グレー線）に分け、吸気酸素濃度を通常空気から一気に13％に下げた時（急減条件）と、10分で徐々に下げた時（漸減条件）で比較した。対象者は通常空気で安静後、中強度の自転車運動を開始し、5分後から酸素濃度を切り替え15分間運動を継続し、通常空気に戻してもう2分間漕いだ。△は各ステージで有意な差がある場合の、両群の中間点で、ボーダーラインを表している。

の換気量はＡＭＳにかかりにくい人と変わりませんでした（図33左下）。換気が変わらないにもかかわらず、SpO_2がより低下していることから、同じ量の換気をしても、ＡＭＳにかかりやすい人は、うまく酸素を取り込めないということになります。

動脈血二酸化炭素分圧を示す呼気終末二酸化炭素分圧は、ＡＭＳにかかりやすい人は、かかりにくい人に比べ安静、常酸素および低酸素運動を通じて高いといえます（図33右下）。呼気終末二酸化炭素分圧は、通常空気では動脈血のそれより少し低く、安静時で37～38mmHgを示し、運動で40mmHgを超えるのが普通です。今回の場合、ＡＭＳにかかりやすい人というより、ＡＭＳにかかりにくい人は、安静時を含め極端に呼気終末二酸化炭素分圧が低いといえます。

このように、平地での肺活量が平均より高く、安静および運動中の呼気終末二酸化炭素分圧が通常より低く、高所登山中に酸素飽和度が落ちにくい人は、ＡＭＳにかかりにくいといえます。この逆の人は、注意する必要があります。

今回のテスト結果が正しいかは、実際に登山初心者に登山前にこのテストを行い、その後、高所登山をして確かめる必要があります。しかし、初心者を高所登山に連れていくことは倫理委員会で危険と判断され、実現に至りませんでした。また、このテストには低酸素発生装置が必要なので、手軽に実施できません。ただし、応用として、高所登山時に携帯型パルスオキシメーターを持参し、登っている時の酸素飽和度を測定して、75％を切っていればＡＭＳを発症する可能性があるので、次に示す対処法を実施することなどに使えそうです。

③急性高山病予防には、ゆっくり登ることと、口すぼめ呼吸が効果的

ＡＭＳの効果的な予防法を挙げておきます。

〈１〉予防薬（アセタゾラミドやデキサメタゾン）を服用しておく。

〈２〉ゆっくり登り、急激に高度を上げない。

〈３〉高所・低酸素に慣れておく（馴化）。

〈４〉脱水にならないように適度に水分補給する（水分過剰になりすぎてもダメ）。

などがあります。また、はっきりしたエビデンスはありませんが、糖分が多い高糖食は動脈血酸素飽和度を増し、ＡＭＳの兆候を減らすともいわれています。


富士登山ツアーに参加した時の話ですが、バスで標高２３００ｍの富士スバルライン五合目に着いた後、準備と低酸素に慣れるため、１時間ほど休憩しました。そして6合目までは割と平坦《へいたん》な道ですが、非常にゆっくり、小幅で歩きます。これは、体を低酸素に慣らせるためです。

富士山やそれ以上の標高の海外の登山・トレッキングに行く前に、体を馴化させる目的で、スポーツジムや登山用具店の中には、低酸素ルームを持っているところもあります。低酸素への馴化を利用して持久力を高める、アスリート向けの低酸素／高地トレーニングについては、エビデ

ンスが蓄積されていますが、登山前の低酸素トレーニングはまだ研究も少なく、どの程度の期間、どれくらい前にすればいいかなど、はっきり定まっていませんし、馴化に個人差もあるので、必ず効果があるとは言い切れません。

ただ、日本の高山くらいの登山なら、低い山から徐々に経験を積んでいくことで、次で紹介する呼吸法や歩き方を習得しておくといいでしょう。ただ、寝ているあいだは低換気になりやすく、酸素飽和度が下がり、次の日にAMSを発症することがあります。富士登山の場合、山頂でご来光を見るために8合目付近で仮眠（3時間程度）をとることが多く、起床後にAMSを発症する場合もよくあるとのことで、寝る時はなるべく低い標高で、ということも推奨されています。

先ほど示したように、3500m以上で30〜50％近くの人がAMSにかかりますが、富士山の登頂率は90％あるとのことで、治るか、軽度なので無理に登っている場合があるようです。ただし、山頂あるいは途中の道端でぶっ倒れている人も何人かいます。無理は禁物です。

2500mを超える高所登山では、意識的に大きく呼吸することが、AMS予防、そして治療にも有効と考えられます。

高所登山でよく使われる呼吸法は、「口すぼめ呼吸」といわれる呼吸法です。これは、鼻から（口からでもOKです）空気を大きく吸い込み、吐くときに1mくらい先の大きいろうそくの火をゆらすように、口をすぼめて、ふぅーっと時間をかけて吐きます。安静時で吸気の2~5倍の時間をかけて吐くイメージをしてください。息を吐く時に出口を狭めて抵抗をかけることで、気道全体に陽圧がかかって膨らみ、気管支など細い部分が呼気時に潰れて吐き切れないことを防ぎ、呼気を促進します。

この口すぼめ呼吸は、肺胞や気管支の炎症疾患で、動作時の息切れが主訴である慢性閉塞性肺疾患（COPD）の患者のリハビリに有効であるというエビデンスが確立しています。この呼吸によりCOPD患者の呼吸困難感の減少、呼吸数減少と一回換気量増加、酸素飽和度増加、呼吸筋疲労の低下が起こり、労作時の息切れや日常生活が改善されるとのことです。

登山での口すぼめ呼吸の効果に関しても酸素飽和度の改善とAMS症状の改善に有効であることが報告されていますが、研究が少なくエビデンスにまでは至っていません。富士登山の時も、経験的に効果があることがわかっているのか、ガイドさんからこの呼吸法を勧められました。富士登山では1合（約1時間）上がるごとに休憩をとることが多く、荷物を降ろして呼吸が落ちついたら、この口すぼめ呼吸を2~3分程度実施するのをおすすめします。

3. 格闘技と呼吸

① 呼吸相によって、発揮できる力や反応の速さが変わる

ちょうど、この原稿を執筆中の２０２０年12月に、柔道男子66kg級の東京オリンピック代表内定選手決定戦が行われました。この試合では、両者譲らず24分間の死闘が繰り広げられましたが、延長が長くなっても、両者とも息が上がっていないように見受けられました。これは、もちろん両者が鍛えあげていることもありますが、実は、格闘技では呼吸が勝負を分けることになる場合があるため、相手に呼吸を悟られないようにしている、ということもあるかもしれません。

実は、呼吸の相（呼気、吸気、止息）によって、神経・筋機能の働きは変わってきます。つまり、息を吸っているか、吐いているか、止めているかで、反応が速くなったり遅くなったり、力が出たり、出なかったりするのです。

例えば、ランプが光るのを見てジャンプするという全身反応にかかる時間は、吸気後に息を止めた状態を基準とすると、呼気中で３％、吸気中は５～８％有意に遅くなることが知られています。さらに、吸気後の止息より呼気後の止息の方が反応が５％ほど遅れるなど、素早い動作には吸気から息を止めるほうが有利であることが報告されています。また、吸気から止息した場合、

吸気時や呼気時に比べ、5〜8％大きな筋力を発揮できたり、20〜30％も素早く一気に力を出したりすることが可能であるという報告もあります。

これらは、息を吸った後、腹筋を収縮させて息を吐こうとしながら止める、つまり「いきむ」（怒責ともいいます）ことにより、腹腔内の内圧が高まり、体幹を強く固定するからです。土台が弱いと大きな力は出ません。また、おもしろいことに、最大筋力を発揮する時に、大脳が興奮していると、力がより大きく出ることがわかっています。人間は最大で力を発揮しているようでも、関節や筋が壊れないように、無意識に大脳で抑制をかけています。電気刺激で生理学的に筋線維を全部収縮させると、もっと力が出ますが（生理的限界）、実際、随意の最大筋力はその7〜9割しか出ていません（心理的限界）。それが、「火事場の馬鹿力」とも呼ばれるように、大脳が興奮して脳の抑制が取れると（脱抑制）、火事から逃げるさいにタンスを持ち上げたといったような、自他ともに驚くような大きな力を発揮することができるのです。掛け声も脱抑制の手段のひとつです。

大きな掛け声をかけると、最大筋力が4〜8％有意に上がるとともに、個人差はありますが、素早く一気に力を出すことができると報告されています。掛け声は「いきむ」ことにもなり体幹が固定されます。テニスで打つ時に掛け声を出しているプロ選手もいますし、剣道でも気合の入った声を出して打っていますが、これらは大きな力を発揮する方法だと考えることができます。

一方、重りを何回も上下させるウエイトトレーニングでは、呼吸を止めないよう挙上時に吐き、降ろす時に吸うように教わります。また、関節角度が変わらず、静的に力を発揮する場合は、換気増大の神経性要因（第3章参照）が働かないため、呼吸は止まりがちです。このように力の発揮と呼吸は密接にかかわっています。

②一本を取りにいく呼吸と、取られる呼吸

日本の伝統的スポーツである柔道や剣道に関しては、攻撃する時にいちばんいい呼吸のタイミングはいつか？　相手のスキのある呼吸相はいつか？　といった研究が、１９５０年代から行われています。

まず、自分が技をかけるタイミングですが、柔道では、技をかける直前で呼吸を浅くし、技をかける準備である「崩し」で吸気に入るのがいいという研究があります。さらに、吸気の中期か終期、または呼気の前半で、技をかける直前の「作り」を行い、呼吸を止めて技をかけ、投げ終わるまで止息のままでいる形が、熟練者では多いようです。

技をかけるときに、力がいちばん大きく速く発揮されることが必要です。そのため、吸気から「いきむ」局面がベターとなります。

では、相手の呼吸を見た時、どのタイミングで技をかけるのが効果的なのでしょうか？

まず、先ほど呼吸相と筋力の項で述べたように、相手の反応がいちばん鈍いタイミングは、相手の吸気時だといえます。また、相手が技をかけてこないタイミングである、呼気の半ばもいいかもしれません。相手が技をかけようとする直前に先手を打つわけです。肩を使った胸式呼吸では、呼吸相が相手にわかってしまうため、なるべく腹式呼吸をすること、そして息が上がらないよう、トレーニングで持久力を高めておく必要があります。

剣道でも呼吸は重視されます。稽古や試合の前には精神統一のために、正座して腹式呼吸、あるいは「丹田呼吸法」を行います。丹田呼吸法については次項で詳しく紹介します。柔道と同様に、準備期に息を吸いながら動作（振りかぶり）を開始し、いきんで呼気相の最初に打ち終えるようにするのが、熟練者の打ち方です。また、打突の時、「メーン」などと打突部位の掛け声（呼気）を出す必要もあります。

逆に、相手の呼吸のどのタイミングで打つかは、剣道の指導書などでは、「吐くは実の息、吸うは嘘《うそ》の息」と表現され、息を吸っている時には隙ができやすいことが、経験的にわかっています。柔道と同じように相手の反応が遅い吸気中が一つのねらい目です。そのため、剣道では試合中、相手に狙われやすい吸気時間を短くし、呼気を長くすること、肩で息をする胸式呼吸では相手に呼吸を悟られるので、腹式呼吸や丹田呼吸を意識することも指導されます。

呼気が長めのゆっくりした呼吸には、ヨガのところで述べたようにリラクセーション効果があります。さらに、最近の研究ではこれらの呼吸法で、注意や意欲の持続に関係し、集中力をもたらすとされる脳の前頭前野が活性化し、「リラックスしつつ集中」できるようになることが示されています。これが『鬼滅の刃』の「全集中」の呼吸かもしれません。

テレビでボクシングを見ていると、ジャブなどのパンチを打つ時に「シュッ」と声（息）を出していますね。これも発声＝呼気なので、打つ時に短い呼気（＝いきむ）なのです。ボクシングでも、腹筋が緩み、反応時間が遅くなる相手の吸気中がねらい目です。これは空手でも同様です。ただし、空手は「息吹」と呼ばれる独特の呼吸法があり、逆腹式呼吸とも呼ばれています。息を吸った時にお腹を引っ込めるというものです。普通の呼吸では大きく吸気すると、横隔膜が下がり、腹筋も弛緩し、お腹が膨らみますが、この呼吸では吸うときにも腹筋に力を入れるようです。空手やボクシングは、腹筋が緩んで無防備なお腹を打たれると一発でノックアウトされるので、このような特殊な呼吸法をしているのかもしれません。

③ 腹筋の弛緩と収縮が腹式呼吸のポイントである

この章で述べてきたヨガ、剣道、空手などの呼吸法をネットで検索すると、「腹式呼吸」「丹田呼吸」という言葉がよく出てきます。言葉の定義が定まっておらず混乱しており、またその効果も科学的に疑問に思われることが堂々と書かれていたりします。

そこで、この項では、これらの呼吸法がどのようなものなのかを詳しく見ていきましょう。

腹式呼吸は英語で「abdominal breathing」（お腹呼吸）、または「diaphragmatic breathing」（横隔膜呼吸）と呼ばれています。第1章で紹介しように、ここでは横隔膜と腹筋を使ってお腹を出したり引っ込めたりする呼吸法で、とくにゆっくり深く行うものを「腹式呼吸」とします。

それと対比されるのが、肋間筋と肩まわりの筋を用い、肋骨の上下により胸部を拡大・縮小する「胸式呼吸」です。これは、英語で「Chest breathing」（胸呼吸）、または「Costal breathing」（肋骨呼吸）と呼ばれます。

第1章で見てきたように、通常、安静時に呼吸をする場合、吸気の約70％は、横隔膜収縮による胸郭下部の2㎝ほどの下降（＝胸腔下降）で賄われ、あと30％程度は外肋間筋の収縮による肋骨の挙上（＝胸腔の前方への拡大）で起こります。また、呼吸中枢または大脳運動野から横隔膜および外肋間筋への吸気の指令は、同期・統合して出されているので、普通は腹式呼吸と胸式呼吸を独立して行うことはできません。つま先立ち動作で、ふくらはぎの筋である腓《ひ》腹《ふく》筋とヒラメ筋を、別々に収縮できないのと同じです。そのため通常の安静時呼吸でも、横隔膜と肋間筋が同期して働いており、胸も腹も少し膨らんでいるので、腹式＋胸式のハイブリッド呼吸なのです。

ただし、随意に胸式呼吸を主にする方法があります。肩まわりの筋を使って肩を上に引き上げると、上部の肋骨が上がって胸腔が広がるので、空気が入ってきます。肩を下ろすと肋骨が下がり空気が出ていきます。ラジオ体操第1の最後の深呼吸で腕を上下させながら深呼吸を行う動きは、それを利用しています。また、ラグビー選手などが、試合中に頭に両手を置いて肘を横に張って休んでいるのを見かけますが、これも呼吸をしやすいからだと思われます。ただし、これらの動きで賄われる空気の量は少ないので、あくまでも横隔膜の補助となります。なお、安静時の呼気は、横隔膜の弛緩による胸腔下部の上昇や肋間筋弛緩による自重、肺や胸郭の弾性力等で受動的・自動的に起こります。運動時は内肋間筋や腹筋などの補助呼吸筋が働きます。

ここで、深くゆっくり呼吸する腹式呼吸を、図を用いて詳しく説明します。

第1章で横隔膜は、安静時はドーム型だといいましたが、実際は図34の上段に示すような、横長で上部のない円錐《えんすい》形になっています。前方中央部と下部がアーチ状に開いており、パラシュートのような形をしています。横隔膜の上は前部のみ、ひし形をした胸骨下部の剣状突起に付着し、下は背骨の二ヵ所および肋骨の左右の下端に付着しています（図の×の部分）。

呼気終了時に横隔膜は弛緩して、肋骨の上から5番目あたりの高さを上端としたドーム形をしており、内部は腹腔の一部です（図34中段）。

深く大きく吸うと、横隔膜が収縮して後方上部は肋骨の下端のラインまで10㎝近く下がり、胸腔を下前方に広げます。その時に腹筋が弛緩していると、胸腔と横隔膜に押されて肋骨の下の空いた部分から腹腔が前に出てきて、お腹がプーッと膨らんできます（図34下段）。同時に、外肋

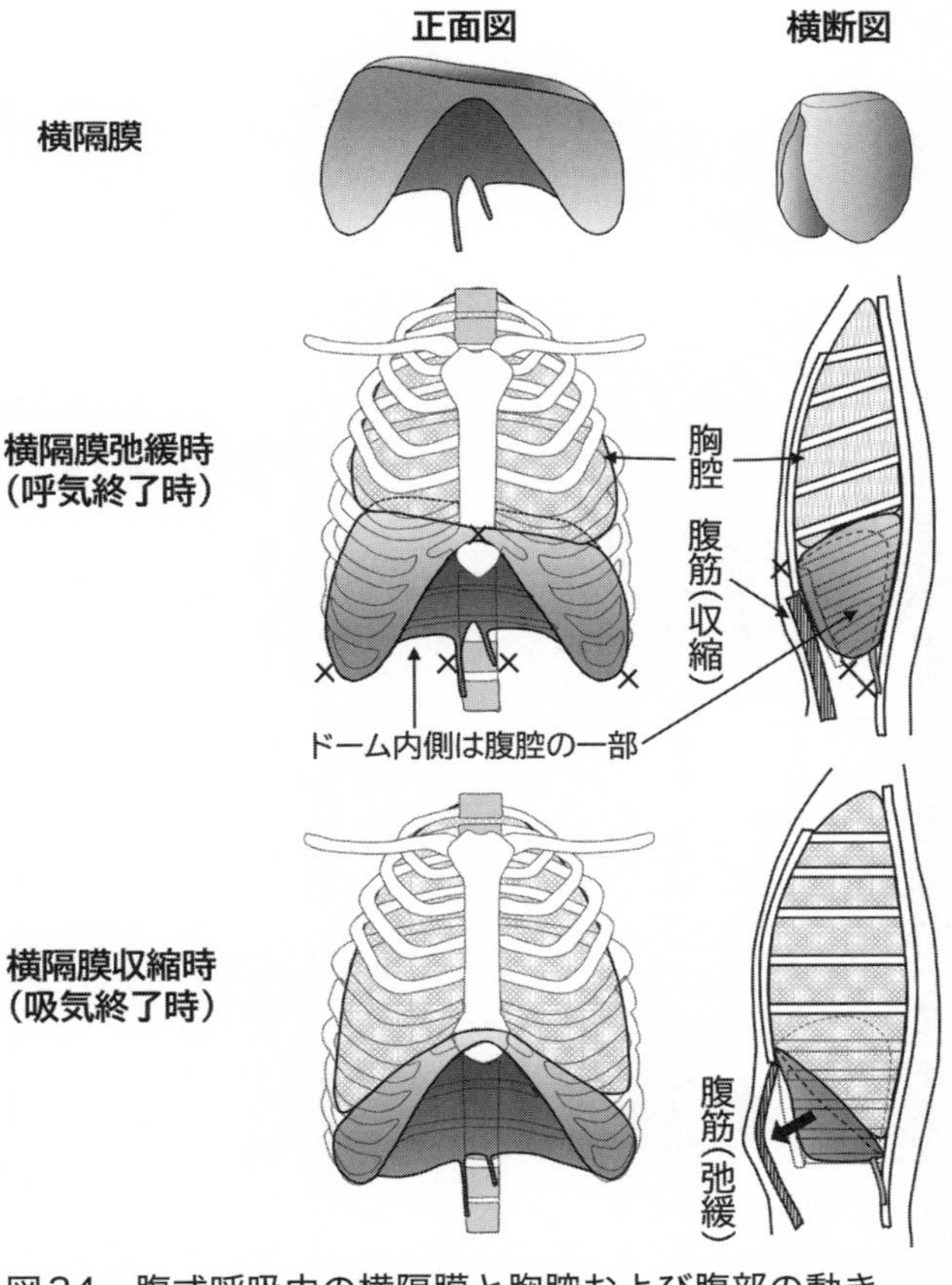

図34. 腹式呼吸中の横隔膜と胸腔および腹部の動き

横隔膜は上段に示すように、弛緩時、横長で上部のない円錐形で、下と前が開いたパラシュート型をしており、胸骨、背骨、肋骨下端に付着している（図の×）。横隔膜のドーム内側は腹腔の一部となっている。大きく息を吸うと、固定されていない横隔膜の上の奥側が収縮し、前の下の方に10㎝ほど引っ張られ、胸腔を下方に広げるとともに、腹腔を太矢印方向に押し出し、お腹が膨れてくる（腹式呼吸）。外肋間筋は連携して収縮し、肋骨を前方に引き上げ、胸郭を前方に広げる（胸式呼吸）。

間筋収縮により肋骨もかなり挙上し、胸も前に出てきます。お腹が目立つので腹式呼吸のように見えますが、胸式呼吸も含まれており、横隔膜主体のハイブリッド呼吸といえます。

運動などで呼吸が激しくなると、補助呼吸筋である肩まわりの筋も使って肋骨上部を挙上し、胸郭を前方に広げる胸式呼吸の割合が増えてきます。ただし、横隔膜もたえず働いていて、お腹から胸、そして肩にかけて胸郭全体が膨らんでいる感じになります。呼気のさいには、逆に横隔膜を弛緩させて上まで上げ、空気を出しきる必要があり、横隔膜を強制的に押し上げる腹筋の収縮が重要です。腹筋に力を入れて、呼気を出し続けると、お腹もへこんでいきます。吸気のさいには、腹筋をリラックスさせて大きく吸い、呼気時に腹筋をゆっくり収縮させ吐ききることが、腹式呼吸の大事なポイントです。

なお、横隔膜ストレッチや呼吸筋ストレッチが体にいいなどとテレビなどでいわれていますが、胸郭の内側にあり特殊な形状をしている横隔膜を、他の筋と同様にストレッチすることはほぼ不可能です。肋骨の間に指を突っ込んで横隔膜を触りながら行う方法などが紹介されていますが、これはやめておいたほうが無難です。

ただし、胸郭全体を伸ばすことで、横隔膜は動きやすくなります。肋間筋などの呼吸筋や肋骨の関節などを含めた胸郭は、加齢とともに固くなってくるので、胸郭をストレッチすることは効果があります。また、肋間筋や肩まわり筋などの補助呼吸筋はストレッチ可能です。体幹の筋である腹筋や背筋は姿勢を保つのに必要な筋ですが、これらが疲れてくると姿勢が悪くなり、猫背や前かがみになって胸郭が狭まります。これらの筋を鍛えたりストレッチすることも、いい呼吸をするために重要です。胸郭ストレッチは、第５章の最後で実践します。

④ 丹田呼吸は、意識をお腹に集中させる

丹田呼吸は、ヨガや剣道、空手でもよく聞く言葉です。ただし、西洋医学の学術用語として用いられることは少なく、解剖学的に、丹田というところはありません。もともとは中国医学の言葉で、へその下５㎝くらいにある内臓の隙間のことを指しており、その隙間にある「気」を充実させることが重要視されています。

やり方は人によってさまざまですが、だいたい以下のような感じです。

1　まずは座って軽くあぐらを組み、肩の力を抜き、背筋を伸ばします。目は軽くつむります。

2　へその下５㎝くらいのところ（丹田）に片手を開いて置き、もう一方の手をその上に重ねます。

3　腹筋に力を入れ、丹田あたりに意識を集中して、鼻からゆっくり息を吐いていきます。お

腹はへこんでいき（腹式呼吸）、息を吐ききります。

4　吐ききったら、丹田に空気を送り込むように、お腹を膨らませながら（腹筋をリラックスさせ）、鼻で息を大きく吸っていきます。時間的には呼気の半分程度の時間です。

5　これを10～20回、繰り返します。イメージとしては、腹式呼吸をするさいに、丹田という特定の部位を意識しながら、神経を集中させた呼吸を行うことです。

丹田呼吸や腹式呼吸の効果として、酸素をたくさん取り込めるなどと書かれていることがありますが、これまで何度も述べてきたように、大きな呼吸をしても酸素は使った分以上は取り込めません。第1章で示したように、ゆっくり呼吸は逆に酸素消費が少なく（むだが少なく）効率のよい呼吸であり、また長めの呼気によって副交感神経が優位となり、精神的にリラックスや集中できる効果があるといえます。ただし、腹式呼吸の研究は少なく、一部、ＣＯＰＤの患者などには腹式呼吸の効果が認められますが、方法論的に問題がある研究が多く、明確なエビデンスにはなっていないことが、ナラティブレビューで報告されています。また、腹式呼吸でストレスが軽減されますが、例数が少なくエビデンスにはなっていないことも、システマティックレビューで報告されています。

丹田について数少ない研究の中で、初心者に対する実験で、20分の丹田呼吸により、脳の前頭前野の注意機能が関係する部位が活性化し、消極的意識が減るというものがあります。脳波でリラックスした時に出現するα波が増え、緊張した時に出現するβ波が減り、感情や気分のコントロール、精神の安定に深くかかわっているセロトニンが分泌されることが報告されています。

セロトニンは、他の脳内神経伝達物質であるノルアドレナリン（興奮）、ドーパミン（快楽）が分泌過剰にならないよう調節することで、精神を安定させたり、覚醒状態で適度な緊張を与えたりする役割を果たしています。視床下部や大脳基底核・延髄にセロトニンを分泌する神経があり、日光やリズミカルな運動（呼吸を含む）によってセロトニンは分泌されます。これは「ハッピーホルモン」ともいわれ、抗うつ剤にも使われています。ただし、呼吸と脳内物質についての研究はほとんどなく、因果関係は、はっきりとはわかっていません。いずれにしても、大きくゆっくり、呼気の長い、鼻呼吸中心の呼吸は、心身にいいことは間違いなさそうです。

第5章

呼吸と「こころ・からだ」のいい関係

ここまで見てきたように、呼吸とこころ、呼吸とからだは密接に関係しています。呼吸がこころからどのような影響を受け、逆に、こころは呼吸にどのような影響を与えるのでしょうか？

また、呼吸とからだの健康や病気との関係について解説し、最後におすすめの呼吸法を紹介します。

1. 呼吸とこころの健康

「こころ」は最終的には脳に行きつきます。脳は、不安や爽快などの感情や気分、ストレスとリラックスといった心身の状態のほか、覚醒や集中など頭の働き、つまり認知機能・学習能力にも関係します。

ここではまず、こころ（脳）が呼吸に及ぼす影響を見ていきましょう。

（1）気分や感情で呼吸は変わる

これまで述べたように、呼吸には、各種受容器と呼吸中枢による不随意呼吸、大脳皮質による随意呼吸、そして大脳辺縁系が関与する情動呼吸があります。

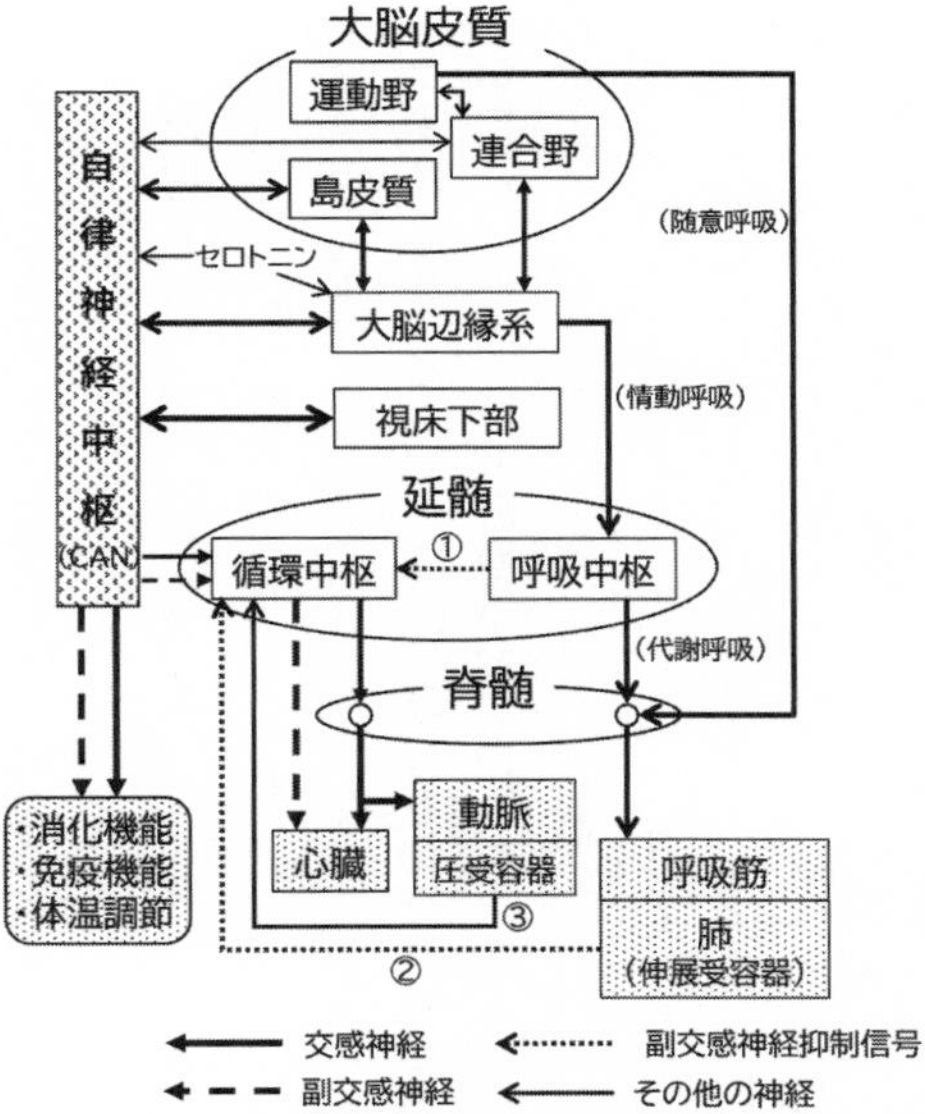

図35. こころと呼吸の関係（心拍変動）

自律神経の中枢は大脳皮質から延髄まで広がる自律神経中枢（CAN）にある。大脳辺縁系などから入力があり、情動などの影響を受ける。自律神経は、循環中枢を経由して、交感神経と副交感神経を使って心臓や血管をコントロールしている。循環中枢では、吸気時に、呼吸中枢から（①)、および肺の伸展受容器から（②）の入力で、副交感神経が抑制され、一過性に心拍が上がる。呼気時はそれらがなくなり、安静時ならば副交感神経が活性化して心拍を落とす。これが呼吸性不整脈（HF成分）である。③は圧受容器反射で、血圧の変化によりLF成分を引き起こす。これらが心拍変動をもたらす。

「情動」とは、医学的には本能的な欲求にかかわる感情で、怒り、恐怖、喜び、悲しみ（喜怒哀楽）などの、一時的な急激な感情の動きのことをいいます。また、中長期的に緩やかに持続する強度の弱い感情は「気分」と呼ばれます。

図35を見てください。情動や本能、および認知（記憶）が関係する中心的な部位は、帯状回、扁桃体、海馬からなる「大脳辺縁系」です。大脳辺縁系では、なんらかの外部からの感覚情報、または「大脳皮質前頭連合野」などで認知された情報をきっかけに、情動が発生します。すると、呼吸中枢に促進または抑制の指令が送られます。また、自律神経中枢にも同様の指令を送り、心拍数を変えます（これについては後の項で詳しく解説します）。

大脳辺縁系での情動の中枢は「扁桃体」と呼ばれる部分にあることが、動物実験によって示されており、そこを刺激すると怒りや恐怖を表出することが知られています。さらに、この部位を電気刺激すると、呼吸数が増加することから、呼吸にも影響を与えることが明らかにされています。

ヒトでは、恐怖や怒り、不安などの否定的感情によって、浅く小刻みな呼吸になることや、嫌悪感のある時には、呼吸の抑制や休止が起こること（お化け屋敷では恐怖で息が止まりますね）、また、幸福や前向きな感情では、一回換気量が低下し、吸気時間が減少して呼吸数が上がり、浅く速い呼吸になることが報告されています。ただし、情動の変化で呼吸が変わる程度は、個人に依存しており、不安を感じやすい人は、不安を予期する（例：電気ショックが来ると思う）だけで、吸気時間が短くなり、呼吸数が上がりやすくなります。さらに、安静時の普通の呼吸でも、不安を感じやすい人は浅くて速く、不安を感じにくい人は、ゆっくり深い呼吸パターンの傾向があることも示唆されています。

このように、呼吸には情動が大きく影響しています。

もちろん、逆に、呼吸が情動に影響を及ぼす場合もあります。

例えば、不安な時にゆっくり呼吸すると不安が薄れる。または、緊張している時にゆっくり呼吸するとリラックスできるなど、呼吸で不快情動が和らぐことは、よく経験することです。

これは呼吸が自律神経系を介して、大脳辺縁系に影響を及ぼすこともありますが、第4章の丹田呼吸の項で紹介したように、神経伝達物質であるセロトニンが、ゆっくりした呼吸を繰り返すことで、脳内の大脳辺縁系や自律神経中枢に分泌されて（図35）、精神が安定することも理由のひとつです。しかしながら、ランニング中に脳内に分泌されて高揚感（ランナーズハイ）をもたらす、β－エンドルフィンや内因性カンナビノイドなどの脳内物質は、呼吸するだけでは分泌されないことから、呼吸法だけで、喜びや幸福感などの快情動は起きにくいといえます。

（2）ゆっくり呼吸で頭が良くなる？

ヒトの脳内のさまざまな部位では、記憶、判断、学習、思考、実行などのさまざまな認知機能が働いています。ここで、呼吸と認知機能の関係を見てみましょう。

まず、認知機能が呼吸に及ぼす影響ですが、これは認知作業をしている時の呼吸の応答を見ることで、明らかにできます。

頭を使うということは、脳内の神経伝達のネットワークを働かせることです。そのためにはエネルギー、そして酸素が必要ですが、脳の活動では筋収縮のように多量のエネルギーを必要としないので、酸素摂取量はほとんど増えません。しかし、呼吸数や換気量、心拍数は、認知作業中に増加します。これは認知作業自体がストレスとなり、情動に働きかけて換気を上げていると考えられます。第3章でお話ししましたが、我々の研究室では、運動と認知の二重課題の実験を実施しました。その実験課程で、認知課題を行わないまったくの安静状態と、3種類の認知課題を実施した場合での、呼吸循環系の変化を見ています。実際の認知課題がどのようなものかは、図36に示します。

認知課題には、第3章で紹介したものと同様の、数字と英字を順番に速く結ぶ「トレイルメイキング課題」（TMT－B：注意機能、作業記憶、空間認知機能）と、4～7桁の英数字を一瞬

(1) トレイルメイキング課題（TMT-B）

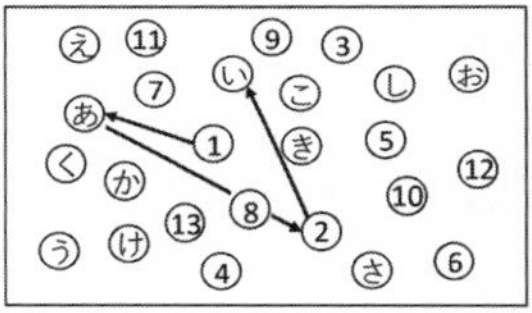

準備ボタンを押すと、タッチパネルに1～13の数字と「あ」～「し」までの文字が現れ、1→あ→2→い…の順番で文字を、速く正確にタッチして結んでいく。1画面クリアする時間、または次の文字を押すまでの反応時間と、間違って押した数（正確性）などを評価する。フリーソフトがネット上にある（比治山大学・吉田先生、https://maruhi.heteml.net/programs/tmt02/tmt02.html）

(2) メモリー課題

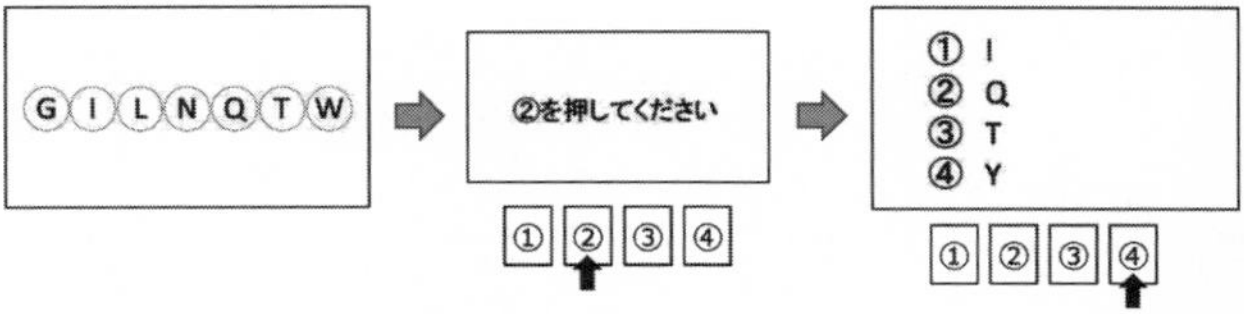

ディスプレイとボタンが4つ用意されている。まず、画面に4桁、6桁の数字、または7つの英字（難易度を変えるため）が約2秒間だけ提示されるので、一瞬で覚える。次に「そらし試行」として、「②を押してください」などの指示が出るので、そのボタンを押す（1秒）。次の画面で4文字出てくるが、先ほどなかった文字が1つあるので、その番号を押す（約2秒以内）。図の場合は④が正解。16セット実施。答えを押すまでの時間（反応時間）と正誤（正確性）で評価する。

(3) 視覚探索課題

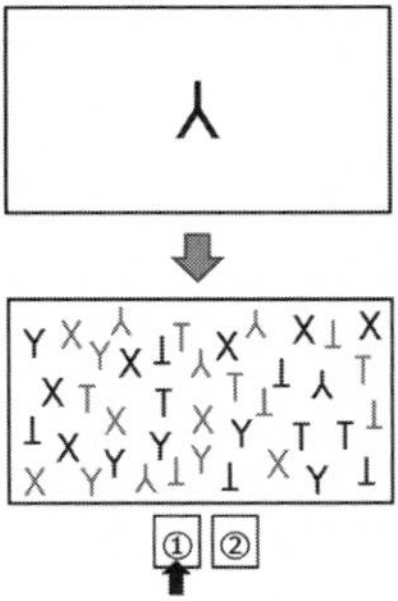

ディスプレイとボタンが2つ用意されている。最初の画面でXYTの文字が赤または緑で、正対または倒立して、1つだけ1秒間提示される。次の画面で20個または40個（難易度を変えるため）の中に、最初と同じ文字（色、向きも）があれば①のボタン、なければ②のボタンを2.5秒以内に押す。24セット実施。答えを押すまでの時間（反応時間）と正誤（正確性）で評価する。(2)(3)とも専用の機器を使用し、院生の張さんのプログラミングにより作成。

図36. 認知課題の例

で覚える「メモリー課題」(作業記憶)、初めに提示した色と向きが同じ1英字が、次の画面の多数の文字の中にあるかどうかを一瞬で判断する「視覚探索課題」(注意機能、空間認知機能)を用いています。この時、難易度による影響を見るため、「トレイルメイキング課題」以外の課題では、簡単－中間－複雑の3種類の難易度から、対象者に合わせて2つを実施しています。

それぞれの課題で調べる機能について解説します。

まず、「注意機能」とは、目的に合った情報を外界から選択する機能のことで、「作業記憶」とは、短い時間で情報を保持し、同時に処理する能力のことです、さらに、「空間認知機能」とは、物体がある位置や向き、形などを素早く正確に認知する能力のことです。

これらの課題と呼吸を調べた結果、若年者の場合は、安静時に毎分15回程度だった呼吸数が、どの認知課題中も毎分18～19回に有意に増加します。これは、認知課題の種類や難易度による差はほとんどありませんでした。また、毎分換気量の値は、安静時の毎分9ℓから9・5～11ℓに有意に増加しましたが、これは課題によって差があるという結果になりました。

「視覚探索課題」では毎分0・5ℓ程度しか増えないのに対し、TMT課題では毎分2ℓ近く増えていました。これは「視覚探索課題」のテスト自体は、それほどストレスがかからないものだったのに対し、TMT課題では休む間がなく、ストレスが強い状況だったからだと考えられます。ちなみに、心拍数は安静時の毎分80拍から、「メモリー課題」では毎分83拍に、「TMT課題」では毎分86拍まで有意に増えましたが、「視覚探索課題」では毎分81拍と、有意な変化はありませんでした。また、毎分4・3㎖だった、安静時の体重あたりの酸素摂取量は、認知課題中はほぼ変わらず、「TMT課題」の時のみ、毎分4・6㎖に有意に増えていました。

次に、同じ実験を高齢者にも実施していますが、心拍数がどの課題でも増加すること以外は、結果は若年者と似たものでした。これらは、同様の結果がシステマティックレビューでも述べられており、認知課題によるストレスが高いほど、つまり認知活動のレベルが上がると、呼吸数・毎分換気量が増加し、酸素も必要になってくるといえそうです。

反対に、もし、呼吸によって認知機能がよくなれば、いろんなことに役に立ちそうです。第4章の丹田呼吸で示したように、呼気が長めのゆっくり呼吸を行うと、脳の前頭前野が活性化します。この前頭前野は、注意機能や意欲の持続、さらには作業記憶と関連していることから、呼吸法でこれらの認知機能が変えられる可能性があります。

第4章の格闘技の話でありましたが、単純な反応時間は、息をこらえている時がいちばん速く、とくに吸気から呼気に切り替わるときに息を止めるのがいちばん効果的でした。これは息こらえすると注意が集中するからだとされています。また、「視覚認識－記憶課題」を用いた実験の結果では、呼気から吸気に変わる時に課題が出現すると、答える速さも正確性も落ちるのに対し、吸気から呼気では変わらないという報告もあります。さらに、ゆっくり呼吸している時に、

「実行機能」や「作業記憶」の課題を行うと、反応は速くなりませんが、正確性が増すということもいわれています。ここでの実行機能とは、目的に応じて行動を組織化し、適切なタイミングで切り替えながら実行する機能です。

このほかにも、新しい動作技能を覚えた後、30分間深く鼻呼吸すると、普通に休んだ時よりよく覚えていて、それが24時間後も続いていることや、鼻呼吸の吸気相で覚えたり思い出させたりすると、口呼吸または呼気相の時より成績がいいことから、鼻呼吸の吸気相で記憶がよくなる可能性が示唆されています。

これらの研究はまだ少なく、エビデンスとまではいえませんが、ゆっくり深く鼻呼吸しながら勉強したり、勉強の後にそのような呼吸で過ごしたり、テストの時にそのように呼吸したりすると、成績がよくなるかもしれません。あるいは、ゆっくり深い鼻呼吸で仕事がはかどるかもしれませんね。

コラム4　呼吸で頭の働きをよくするには!?

脳への酸素の供給が低下すると、脳の働きが悪くなります。すなわち、低酸素では認知機能や学習能力が低下します。

では、標高2500～2700mの山の上や、酸素濃度が15～18%程度に低下した環境では認知機能が低下するのでしょうか?

実はこの場合、体では脳血流を増やすなど補償作用が働くため、認知機能はほとんど低下しません。満員電車など混雑した室内環境でも、酸素濃度は18%以上あるとされているので、酸素は足りています。したがって、受験時などの閉め切った試験会場でも、低酸素によって成績が悪くなることは、ほぼないといえます。

しかし、酸素濃度14%程度、登山でいうと標高3000mを超えると、注意力、記憶力、実行機能、作業記憶が低下します。とくにこの中で、実行機能がいちばん落ちやすいといわれています。さらに、覚醒レベルや反応速度、倫理的思考なども低下することが知られています。

この酸素濃度がさらに低下すると(標高の上昇に伴って)、認知機能はさらに低下していきます。4000mくらいの高所に登ると、遭難事故が起こりやすくなるのは、このように頭の働きが鈍り、判断力が低下することも要因となります。ただし、これには個人差があり、低酸素に強い人は認知機能も落ちにくいようです。

実は、ここで問題なのは、二酸化炭素なのです。例えば実験的に1000ppm（＝0・1％）程度の濃度の二酸化炭素の入った空気（通常の空気では400ppm程度です）を2時間半吸わせると、通常時に比べ、意思決定の能力が低下することが知られています。二酸化炭素濃度が2500ppmではさらに低下します。ここでひとつおもしろいことが知られており、集中力は多少向上するという結果があります。先ほど述べた、息こらえ（体内の二酸化炭素増加）で注意が集中するという話と一致します。

一方、実際に部屋の換気が悪く汚れた空気（二酸化炭素濃度が1000ppm以上）では、注意機能、実行機能、推理力、計算能力、文書処理能力などの認知機能において、正確性は変わりませんが、判断スピードが鈍ることが最近のレビューで報告されています。地球温暖化に二酸化炭素の濃度が関係することは皆さんご存じと思いますが、気象庁のホームページにある温室効果ガス年報（2020年）によると、地球全体の二酸化炭素濃度は1990年に355ppmだったものが、2019年には410ppmに直線的に増えています。日本でも、二酸化炭素の屋外での基準の濃度は400ppm（＝0・04％）で、この値は酸素摂取量の計算にも使いますが、私が大学生だったころは0・03％を使っていました。日本の法律上（通称：ビル管理法）

では、1000ppm以上になると、換気の悪い密閉空間とされます。4人乗りの自動車でエアコンを内気循環にすると、15分で3500ppmを超えます（外気導入では1000ppmを維持）。また、飛行機の中は1000ppm以上になっており、ときには2000ppmを超える場合もあります。また、空いている電車では1000ppm以下なのが、満員電車では3000ppmを超えることもあります。

学校では、学校環境衛生基準に「換気の基準として二酸化炭素は1500ppm以下であることが望ましい」と書かれていますが、冬季の窓を閉め室内を密閉した状況では2000ppm以上となり、3000ppmを超える場合もあるようです。普通のオフィスや店舗では、換気が適度にされていれば、ほとんど1000ppmを超えないようです。新型コロナ禍のなか、換気の状態を知るために、二酸化炭素の濃度が測れるCO_2センサーが使われるようになり、飲食店ではこのセンサーを置いているところもあるようです。

このように二酸化炭素濃度が高くなると認知機能が低下するだけでなく、2000〜2500ppm以上になると、倦怠感や頭痛、耳鳴りなどの症状も出てきます。そのため、会議や試験の時は、能率・成績アップのために、こまめに換気し、二酸化炭素を減らしましょう。

ところで、第2章のコラム2で高酸素吸入時の運動のパフォーマンスの話をしましたが、高酸素を吸うと、認知や学習の成績がよくなるのでしょうか？

実は、100%の純酸素を短時間吸った直後は、記憶力がよくなったり、吸っている最中に、記憶力、推理/計算力や情報処理速度、空間認知など（注意機能や精神コントロールを除く）、さまざまな認知機能が向上することが知られています。さらに、2気圧に加圧した状態で100%の酸素を吸わせ、より多く酸素を供給すると、注意機能やエピソード記憶（昨日の夕食の献立など、個人の経験した出来事の記憶）も向上するそうです。高圧では、30%の高酸素でも、記憶力が向上するようです。

このように、高酸素で記憶力はよくなるといえそうですが、高酸素は酸素中毒を起こしたり、活性酸素を増やして、体に害を与えることもあります。しかも、勉強中にずっと高酸素ガスを吸うのはお金がかかりますし、爆発・火災の危険性もあるので、あまりおすすめできません。酸素ボンベを背負って試験を受けることは不可能でしょう。酸素ドーピングは諦めて、地道に勉強してください。ただし、換気だけは気をつけましょう。

(3) 心臓は勝手に動くが、自律神経の影響で心拍が変化する

随意に変えることが可能な呼吸は、自律神経に影響を及ぼすことで、循環応答や気分などのこころの状態までも変えることができます。まず最初に、自律神経について簡単に説明しましょう。

自律神経系という言葉を聞いたことがあると思います。自律神経は、心臓や血管などの循環機能、気管支などの呼吸機能、胃や腸などの消化機能、発汗による体温調節機能のほか、内分泌機能、生殖機能、代謝機能など、生きていくのに必要な機能を自動的に（不随意に）制御しています。

自律神経の中枢は、図35に示すように、視床下部を中心として「島《とう》皮質」（大脳皮質）、「前部帯状回」と「扁桃体」（大脳辺縁系）、「延髄」などの神経ネットワークでカバーする「中枢自律神経網」（CAN：central autonomic network）にあり、本能・情動、知覚、運動に相互に影響します。

自律神経の出力は交感神経と副交感神経の二つの神経に分かれます。

交感神経は体の活動性を上げる「アクセル」の役割を果たし、狩りや戦い、スポーツなど興奮時やストレス状態で働きます。このため、「闘争・逃走反応」（Fight or Flight response）と呼

ばれます。興奮状態やストレス状態になると、自律神経中枢から交感神経を介して各臓器に命令が伝えられます。すると、心拍や血圧が増加し、気管支は拡張して呼吸をしやすくなり、また肝臓ではグリコーゲン分解や脂肪分解によるエネルギー調達が行われます。さらに、交感神経の終末からは、各臓器への指令の伝達のために、アドレナリンやノルアドレナリンなどの神経伝達物質が分泌されます。また、興奮時には、副腎髄質からこれらがホルモンとして血中に分泌されます。アドレナリンは、主に心臓に直接作用して心拍を高めます。ノルアドレナリンは主に血管に作用して血圧を高める働きがあります。

一方の副交感神経は活動性を下げる「ブレーキ」の役割を果たし、休息・リラックスする時に働き、心身を沈静化し、エネルギー消費を抑制し蓄える方向に働きます。副交感神経が働くと心拍数が低下し、胃や腸での消化活動が盛んになり、エネルギーを貯蓄します。この時の神経伝達物質はアセチルコリンです。なお、副交感神経は脳に出入りする神経（脳神経）の分類では、「迷走神経」と呼ばれる一群に含まれるため、迷走神経と表現する人もいますが、ここでは「副交感神経」に統一します。

多くの臓器は、交感神経・副交感神経の二つの自律神経に二重支配されており、両方が同時に臓器に影響を与えていますが、どちらかが優勢である場合が多く、一方が強く働いている時は、他方は抑制される拮抗支配を受けています。また、優先的に働いている一方の自律神経が抑制されるだけでも、影響を与えることが可能です。なお、呼吸系では気管支が自律神経の影響を受け、太さが変わりますが、大きな影響はなく、呼吸自体は自律神経からの影響をほとんど受けません。

理科の実験で、カエルの心臓を体外に取り出しても、しばらく動いているのを見たことがある人もいると思います。心臓の右上部にある「洞房結節」という部分には、「ペースメーカー細胞」という組織があり、この細胞からは規則的に弱い電気が出ています。その電気が下方（心房、心室）に送られ、順に心筋が収縮することで、拍動が自動的に生じます。ペースメーカー細胞は、1分間に若年者で110回程度、中高年になると70～80回程度発火し、これは内因性心拍数と呼ばれます。

運動などで交感神経が興奮し、洞房結節に交感神経終末からノルアドレナリンが頻繁に分泌されると、ペースメーカー細胞に作用して発火ペースが早まります。興奮状態で心拍数が上がるのはこのためなのです。

逆に、寝ている時など副交感神経が強く働くと、その終末からアセチルコリンが頻繁に分泌して、ペースメーカー細胞の発火ペースを遅らせ、心拍数を減らします。安静時は副交感神経系のほうが優位なため、内因性心拍数より低い、毎分60～70拍に落ち着いています。

軽いところから漸増負荷運動を開始すると、まず副交感神経の活動が抑制されることで心拍数が素早く立ち上がり、その後、運動強度が上がるにつれ副交感神経はほとんど働かなくなります。さらに運動を続けると、最大強度の半分くらいのあたりから交感神経がどんどん働くようになり、心拍数をさらに上げていきます。

(4) 心拍は周期的に揺らいでいる

胸や手首を触って、ドクンドクンと心拍を感じてみてください。その間隔はいつも同じように思えますが、実は一定ではありません。安静時の心拍数はある周期で揺らいでいるのです。これを「心拍変動」(HRV：Heart rate variability)といいます。

実際の例を見てみましょう。心臓の電気的な活動を示す心電図を見ると、図37の上段のようないくつかのピークを持った波形が並んでいます。上向きの大きなピークをR波といい、心臓から血液を送り出す心室の収縮が起こる瞬間です。あるR波のピークから、次のR波のピークまでの間隔を一拍動にかかった時間とみなし、「RR間隔」といいます。

60÷RR間隔(秒)

が瞬時の心拍数です(RR間隔が1秒なら毎分60拍です)。

実は、このRR間隔は一定ではなく、ある周期で変動しているのです。これは、とくに安静時

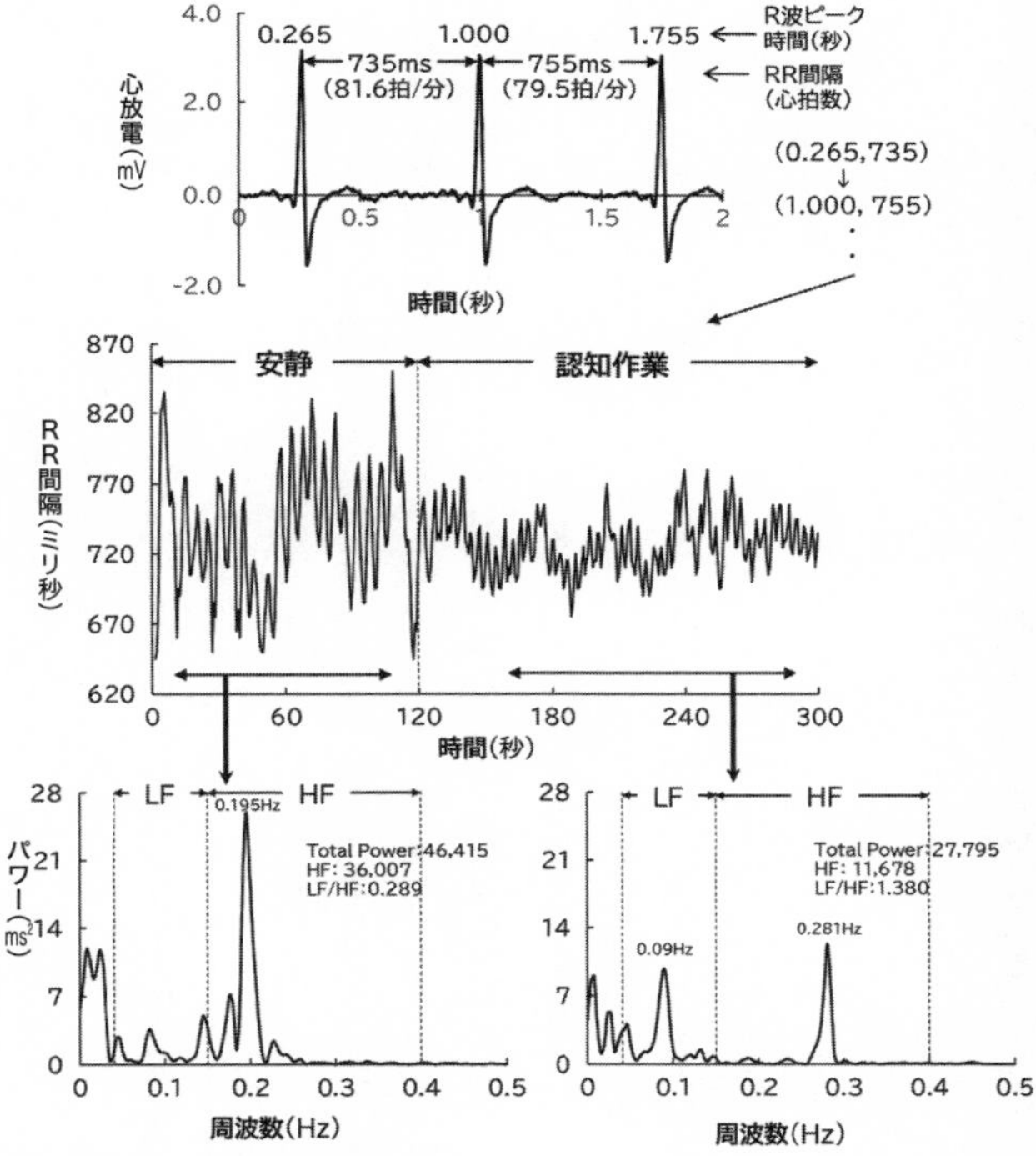

図37. 心拍変動の例

心電図のR波のピークの間隔は、１拍ごとに違っている（上段)。RR間隔を時系列でプロットすると、心拍が揺らいでおり、まったくの安静時に比べ、認知作業時には振幅が小さく、速く変化しているのがわかる(中段)。FFTで周波数解析すると、まったくの安静時は、呼吸の周期と同期化したところに大きなピークが現れ、認知作業時は２つのピークが現れる。0.04〜0.15Hzを LF成分、0.15〜0.4HzをHF成分と呼ぶ。この場合の分析は、時間が短いなど、スタンダードな方法ではないため、とくに0.04Hz以下は正しくない。

に顕著で、運動時はあまり変動しません。

図37の中段は、前項で説明した、安静状態で認知課題（ＴＭＴ）を実施した時の心拍変動の例です。横軸が時間、縦軸がＲＲ間隔です。あるＲ波のピークの時間をx座標、次のピークとのＲＲ間隔をy座標にプロットして、これを次々結ぶと、この線は一直線ではなく、ある周期と振幅（振れ幅）を持って変動する線になります。これが「心拍変動」です。

この心拍変動が自律神経や呼吸と密接に関係し、健康やリラクセーションにかかわることが１９８０年代からわかってきました。そして、現在ではさまざまなことに応用されています。

時間－ＲＲ間隔のグラフを連続した一つの信号とみなし、その信号に含まれる周波数成分を分析する方法があり、これは「周波数領域解析」と呼ばれています。

複雑な信号／波形も、実はいろいろな周波数と振幅の波形が足し合わされてできています。言い換えると、すべての信号は、異なる周期（周波数の逆数）の正弦波（サイン波とコサイン波）の和で表すことができます。これにはフーリエ変換という数学的な手法が使われます。例えば、楽曲も一つの信号で、低音（低周波）から高音（高周波）までのさまざまな周波数でできており、一定の周波数帯域で分離できます。ステレオなどで、低音から高音までの棒グラフが横にいくつか並んでいて、曲に合わせて棒の高さ（パワー）が変わるオーディオ装置（スペクトラムアナライザー：スペアナ）を、見たことがある人もいると思います。ある時間内の信号を周波数解析し、横軸に周波数の順に並べ、縦軸にその周波数帯域の振幅の二乗（パワー）で表したものを、パワー・スペクトラム（フランス語でスペクトル）と呼びます。スペアナはごく短時間でパワースペクトルを行っています。一般的には信号を周波数解析する時には、高速フーリエ変換（FFT：Fast Fourier Transform）という方法をよく用います。最近では、ウェーブレット変換という新しい方法も用いられています。

FFTには最低512個以上の2のべき乗（2^n）のデータが必要となり、さらに遅い周期の波（周期30秒程度）が最低10回含まれる時間が必要なので、最低5分以上のデータの長さが必要になります。

このほかにも、最大エントロピー法（MEM：Maximum Entropy Method）や自己回帰モデル（AR：Auto Regression）という方法もあり、これらを使うと30秒から2分ほどのデータでも計算できます。

(5) 副交感神経の影響で、息を吸う時に心拍数が速くなり、吐く時に遅くなる

図37中段に戻りましょう。左側の安静だけの時、RR間隔が最大650〜850ミリ秒（心拍数に換算すると、毎分70・6〜92・3拍）くらい変動しており、5秒程度の周期の波が連続しています。この人は、毎分22拍も振幅があり、かなり変動が大きい例です。

実は、この5秒くらいの周期の波は、呼吸のリズム、つまり呼吸の周期と一致しています。しかも吸うときにRR間隔が減少し（心拍数増加）、吐くときに増加（心拍数減少）しています。ここからもわかるように、心拍は呼吸によって揺らいでいるのです。これは「呼吸性洞性不整脈」（略して呼吸性不整脈、RSA：Respiratory Sinus Arrhythmia）と呼ばれ、1800年代から存在が知られていました。

不整脈といっても悪い病気ではありません。健康な若年者が、一般的な安静時の呼吸数（毎分12〜18回、第1章参照）で5分間ほどRR間隔を測定して周波数解析をすると、0・15〜0・4Hzの間の周波数帯域（高周波帯域成分、HF成分：High Frequency）のところに、一つのピークが出現します。

心拍変動のHF成分のピークの周波数と、呼吸の周波数（呼吸数÷60）とは完全に一致しています。このように、一般的には呼吸に同期した心拍（呼吸性不整脈）の周波数成分が、高周波帯域に現れます。

この呼吸性不整脈（＝HF成分）は、心臓への副交感神経の終末から洞房結節に放出される神経伝達物質である、アセチルコリンを阻害する薬剤（アトロピン）を投与すると、同じように呼吸していてもHF成分のピークがなくなってしまうことや、交感神経は0・15Hz以上では反応できないことが動物実験で確かめられていることから、心臓への副交感神経活動を反映するとされています。

そして、この0・15〜0・4HzのHF成分のパワースペクトルの面積（各周波数のパワーの合計）は、副交感神経活動の指標とされています。ただし呼吸数が0・15〜0・4Hzの範囲外、つまり毎分9回以下の場合や毎分24回以上の場合では、副交感神経は働いているのに、HF成分がなくなってしまうことになります。したがって、呼吸数をメトロノームで毎分15回（4秒に1回＝2秒で吸って2秒で吐く）などに規定して行わせることが、心拍変動で自律神経活動を評価する時のスタンダードとされています。ただし、それがストレスとなって、交感神経活動が増える可能性があるとの指摘もあります。自由に呼吸させる場合は、呼吸数が0・15〜0・4Hz（毎分9〜24回）の範囲内になっているかを、モニターする必要があります。

この呼吸による心拍制御のメカニズムについて、図35の模式図を使って説明します。

まず、自律神経中枢からの出力は、呼吸中枢と同じ延髄にある循環中枢に伝えられます。それと同時に、循環中枢には末梢の化学受容器や、次に出てくる圧受容器からの入力もあり、これらの情報を循環中枢で統合して、交感神経や副交感神経に指令を発しています。

その循環中枢において、

1　吸気時に呼吸中枢から干渉を受け、心臓への副交感神経時活動が抑制される（図35の①）。

2　肺伸展受容器からの肺の伸展（＝吸気）の情報によって、心臓への副交感神経時活動が遮断される（図35の②）。

これらのことから、吸気時に副交感神経活動が抑制され、前項で述べた内因性心拍数に戻ろうと心拍数が上がります。逆に、安静呼気時には、これらの抑制がなくなって副交感神経が活発に働いて心拍を下げます。

このように、安静時は副交感神経活動の興奮－抑制が、呼吸相に依存して周期的に繰り返される結果、呼吸に合わせて心拍が大きく揺らぐと考えられています。安静時は、もともと交感神経はあまり働いていません。インターネットの情報などでは、安静時の吸気中は交感神経が働いて心拍が上がると書かれていることがありますが、これは正しいとはいえません。

この呼吸性不整脈は生理学的にも理にかなっていて、吸気で肺胞にたくさん酸素を送り込んだ時に、心拍を上げて肺への血流を増やし、効率よく酸素が拡散できるようにしています。逆に、呼気時には心拍を減らして、心臓を休ませることになるため、心拍変動のＨＦ成分（呼吸性不整脈）は、心臓系の休息の指標であるとの意見もあります。

いずれにしても、安静時にゆっくり大きく息を吐けば、副交感神経活動が亢進して心拍を減らします。逆に、しっかりと息を吸えば、肺伸展受容器からの反射等で循環中枢からの副交感神経の出力が減るので心拍が上がります。ゆっくり大きく、呼気が長めの呼吸は、副交感神経がメリハリを利かせて働き、呼吸性の心拍変動が大きくなります。

（6）自律神経活動は、心拍変動を数値化することで評価でき、健康のバロメーターになる

心拍変動のパワースペクトルでは、図37下段右のように、0・04〜0・15Hzあたりの低い周波数帯（LF成分：Low Frequency）に、もう一つピークが現れます。

LF成分は血圧を一定に保とうとする圧受容器が反応して交感神経が亢進し、心拍はすぐに増加しますが、血管は5秒ほど遅れて収縮し、血圧が上がります。このずれによって血圧は約10秒に1回（0・1Hz）の周期で変動しており、その影響で心拍も同じような周波数帯域の変動を示します。また、血圧が上がると、副交感神経が働いて心拍を減らし、血圧を下げます。つまりLF成分は、交感神経、副交感神経両方が関与していることになりますが、安静時のLF成分もHF成分と同様に副交感神経の影響が大きく、全体として安静時には副交感神経が優位となります。

このように心拍変動には二つの成分がありますが、0・04〜0・4Hzの各帯域（LF＋HF）のパワーの合計を、トータルパワー（TP）と呼び、自律神経活動全体の働きを示します。また、HF成分のパワーの合計、もしくはトータルパワーに対するHF成分の比率（HF÷TP＝nHF：normalized HF）は、副交感神経活動の指標になります。さらに、LF成分をHF成分で割った「LF／HF」は、交感神経活動、または交感神経と副交感神経の活動（＝自律神経

活動）のバランス（値が大きいほど交感神経活動が高いなど）を示します。

実際、試験や仕事のストレスでＨＦ成分が低下し、「ＬＦ／ＨＦ」が増加するとともに、心拍変動（ＴＰ）自体が減少します。加齢によっても同様のことが起こります。一方、リラックスするとＨＦ成分とＴＰが大きくなり、副交感神経優位となります。長距離選手や女性も同様です。

このように、心電図を測定し、周波数解析することで、自律神経機能を数値化して評価できるため、さまざまなことに応用されています。最近では着けるだけで心拍が測れるようなウエアラブルの技術を利用して、運転中やスポーツ中のストレス度やコンディショニングが目で見てわかる商品もあります。

さらに、心拍変動を見ながら呼吸を整えることで、副交感神経を活性化させるという「心拍変動バイオフィードバック・トレーニング」というのもあります。これは一種の呼吸法で、呼吸をゆっくりにしていき、だいたい10秒に1回（毎分6回）の呼吸をすれば、ＨＦ成分とＬＦ成分が重なり、大きな心拍変動が得られることを利用します。おもしろいことに、仏教の座禅、キリスト教の祈禱、ヨガのお祈りなどの時の呼吸数は、毎分約6回になっているそうです。システマティックレビューでは、神経症やスポーツの成績に、ある程度のトレーニング効果が見られることが報告されています。

(7) ゆっくり呼吸でストレスが解消し、リラックスできる

前章では、ヨガ呼吸、腹式呼吸、丹田呼吸、口すぼめ呼吸、さらに、この章では心拍変動バイオフィードバックなどの呼吸法を紹介してきました。

世間では、ロングブレス、長生き呼吸法、10秒呼吸法などさまざまな呼吸法が紹介され、行われています。これらどれにも共通していえることは、ゆっくり呼吸することで、ストレスをなくし、リラクセーションが図れるということです。

ストレスとは、外部から刺激を受けた時に生じる緊張状態のことです。緊張、不安、焦り、怒りなどの心理的・情動的ストレスと、疲労、不眠、健康障害などの生理的・身体的ストレスが、内的なストレスの代表的なもので、どちらも交感神経が優位になります。リラクセーション、つまりリラックスした状態とは、くつろいだ状態、緊張がほぐれた状態、ゆったりした気分など、ストレスからの解放状態で、副交感神経が優位です。ストレスを与えると、呼気時間や呼気後の止息時間が減少し、結果として呼吸数が増加し、毎分換気量も増加します。リラックスした状態では逆の変化を示します。そしてゆっくりした呼吸、深い呼吸でストレス度が低下し、気分がよくなります。

学生に対し、深呼吸を含めたセラピーを1回90分・週1回を10週間続けて実施すると、なにも

しない群に比べ主観的な気分がよくなり、安静時心拍数が低下し、ストレスの指標とされるコルチゾールという物質（ホルモン）の分泌が、低下したという報告があります。また、腹式呼吸による瞑想トレーニングでは、学生の試験への苦痛や神経質、自己欺瞞《ぎまん》、集中力欠如が改善され、勉学が進むと感じるようになったとの報告もあります。これらは、エビデンスとして確立しているわけではありませんが、ゆっくり呼吸によってストレスが低減し、仕事や勉強がはかどるなら、呼吸法をやってみて損はないと思います。

2. 呼吸とからだの健康

前節では、呼吸とこころの健康について見てきましたが、呼吸はからだの健康、つまり病気とも関連しています。

ここではまず呼吸器系の疾患について、そして呼吸と病気との関係ついて述べます。

（1）呼吸器系の疾患で亡くなる人は多い

最近の週刊誌のタイトルで「みんな、最後は肺で死ぬ」（『週刊現代』２０２０年10月3・10日）というものがありました。なかなかショッキングなタイトルです。これまでも肺（呼吸器系）の疾患については、間質性肺炎や誤嚥性肺炎などの肺炎、慢性閉塞性肺疾患（COPD）について簡単に説明してきました。厚生労働省の「令和元年人口動態統計」によると、肺炎による死亡者数は、2019年には男性で3位、女性では5位となり、全体では5位となっています。しかし、同じ肺炎ですが、なぜか2017年から独立して集計されている誤嚥性肺炎（男女とも6位）を加えると、肺炎による死亡者数は、全体で3位になります。また、1位は悪性新生物（がん）、2位は心疾患です。さらに、COPDによる男性の死亡者数は8位です。

死亡数がいちばん多い「がん」のなかでも、気管支や肺胞の細胞ががん化したものが「肺がん」です。2019年の統計では、がんによる死亡者の中で、肺がんは男女とも1位になっています。また罹患《りかん》数は、国立がん研究センターのホームページによると、2018年で大腸がん、胃がんに続く第3位ですが、この数字は年々増加しています。

肺がんは手術によって除去しにくく、離れた臓器に転移しやすいなど、やっかいな病気です。さらに、これらの呼吸器疾患は初期症状として、咳や痰、軽労作時の息切れ、発熱などがありますが、風邪との区別がつきにくく、見逃されがちです。中高年になれば、胸部レントゲンやCT、痰の検査（喀痰《かくたん》検査）、肺機能検査などを毎年受け、早期発見、早期治療が大事です。

これらの呼吸器疾患の原因はそれぞれいろいろありますが、喫煙はいちばんの病因であり、また症状を悪化させる要因にもなります。たばこに含まれるニコチンは、交感神経を刺激して高血圧をもたらし、煙に含まれる一酸化炭素はヘモグロビンと結びつき、貧血状態を引き起こします。喫煙は肺炎やCOPD（90％以上が喫煙者）、喘息などの呼吸器疾患をはじめ、肺がんや消化器系のがんを含めた多くのがん、動脈硬化や虚血性心疾患などの循環器疾患などとの関連性が強いというエビデンスが確立されています。本人だけでなく、まわりの人（受動喫煙）や胎児にも影響があるなど、百害あって一利なしです。たばこを吸っている方は、すぐにやめましょう。

（2）呼吸で免疫機能は高まるか？

前章では、ヨガの呼吸や腹式呼吸によって、ゆっくり呼吸をすることで、痛みや精神疾患の補完医療として、ある程度、病気を治したり、体の調子を元どおりにしたりすることに有効であることをすでに述べました。では、呼吸、とくにゆっくり呼吸によって病気が予防できるでしょうか？　病気の予防の中で、細菌やウイルスなどの感染から体を守ってくれるのは「免疫機能」です。がんの発症にも免疫機能が関係する場合が多いといえます。では、この免疫機能は、呼吸に関係するのでしょうか？

結論からいうと、呼吸自体が直接的に免疫機能に影響を及ぼすことを示す研究は、今のところありません。しかし、前節でも述べたように、自律神経機能は免疫機能と密接にかかわっています。そこで、ここで少し免疫のことを説明しましょう。

免疫機能に関係するのは、血液中にある白血球です。白血球は、マクロファージ、顆粒球（好中球など）、リンパ球がほとんどを占めており、そのほか、割合は少ないですが司令塔的役割をする樹状細胞もあります。異物（病原体、または抗原）が入ってくると、まずアメーバ状のマクロファージや、樹状細胞が働いてそれを食べ始めるとともに、樹状細胞が異物の特徴などの情報を顆粒球やリンパ球に伝えます。樹状細胞は、がん細胞に目印をつける役割もあります。

顆粒球は大食いで、細菌などの大きな異物を食べてくれて、自身も死滅して膿となります。それでおさまらないと、リンパ球が働きます。リンパ球は、T細胞、B細胞、NK細胞の大きく3種類に分かれます。

まず、T細胞のうちのヘルパーT細胞が、樹状細胞からの異物の情報を受けて、B細胞に伝えるとともに、免疫機能全体を活性化するサイトカインを出します。サイトカインで活性化された別のT細胞のキラーT細胞は、病原体に感染した細胞を殺します。この時、B細胞は抗体（免疫グロブリン）を作成し、抗体は病原体と結びついて動きを封じ、顆粒球などが食べて除去します。T細胞やB細胞はこのように異物が入ってきた時に発動し、敵を攻撃します。

これらの細胞の一部はその敵の特徴を記憶することができ、2度目に病原体が入ってきた時に、素早く抗体を作って退治できます。新型コロナ対策の切り札であるワクチンは、抗体を作らせ、あらかじめ病原体に対する免疫体制を整えておくことで病気を予防したり、軽症化したりします。なお、ＮＫ細胞は生まれつき備わっていて、常に体内をパトロールして、病原体、またはがん細胞に侵された細胞を発見し、攻撃します。

このような免疫機能と自律神経の関係ですが、免疫系は直接的に交感神経系とかかわっています。ストレスなどで交感神経が優位になると、細菌やウイルスに対しての即戦力である顆粒球が増加しますが、過剰な顆粒球によって活性酸素が増加するため、正常な細胞ががん化するなどの危険性が増えます。また、慢性的なストレスによる交感神経系の持続的な緊張は、リンパ球の動きを制限して免疫細胞が必要な場所に行くことを阻害します。

また、交感神経活動が高い状態では、樹状細胞の働きが抑えられるため、異物の情報がＴ細胞に伝わらず、免疫機能が働きにくくなります。さらにリンパ球の数が減少することや、ストレスにより体内で産出されるホルモンのコルチゾールが免疫作用を弱めることもいわれています。

一方、副交感神経が優位になると、免疫の主役であるリンパ球が増加し、免疫機能を高めます。また、副交感神経は炎症反応を抑える効果があります。

このように、ストレスや不安などのマイナスの情動により、交感神経が優位になると、免疫機能が低下し、病気になりやすくなり、逆に、副交感神経系を活性化することで免疫機能が高まり、病気になりにくくなるといえます。

前節で説明したように、ゆっくり呼吸で副交感神経系を活性化すれば、免疫機能が上がり病気が防げる可能性があるということです。ただし、これらは研究としては少なく、エビデンスとまではいえません。また、呼吸法以外にも、適度な運動が免疫機能を高めることはエビデンスとして知られています。そのほかに「笑い」もNK細胞を増加させるなど、免疫力を高めるといわれています。「なんばグランド花月」で3時間、漫才やコントを聞いた後では、NK細胞が増加していたとの報告もありますが、これは、まだ科学的な検証は進んでいません。

3. からだとこころの健康のために

(1) 健康のために実践すべき第一選択肢は、「運動」である

これまで見てきた呼吸と健康について、ここでまとめてみましょう。

まず、ゆっくり呼吸をすることによって、不安などのマイナスの気分が解消に向かい、脳内神経伝達物質（セロトニンやGABAなど）が分泌されることで、気分が安定してきます。さらに、ストレスによる交感神経緊張が、副交感神経系優位になり、ストレスが解消し、リラクセーションが図れます。また、ゆっくり呼吸では、大脳の前頭前野が活性化し、実行機能や作業記憶の正確性が増したり、ゆっくりと鼻で呼吸すると暗記力が上がるなど、認知機能が上がります。

ヨガや腹式呼吸などの呼吸法では、神経症や精神疾患などの症状が緩和されます。さらには、自律神経を介して免疫機能がよく働くようになり、感染症やがんの治療や予防に役立ちそうです。

このように、呼吸は脳を介して、からだとこころの健康に深くかかわっており、呼吸法によって心身ともに健康になることが可能だといえます。

でも、ちょっと待ってください。実は、もう一つ大事な心身の健康法があるのです！

それは「運動」をすることです。この本は「呼吸」についての本ですが、「運動と呼吸」を専門にしている私の立場からいえば、健康のためにすべきことの第一選択肢は、「運動」なのです。

まず運動によって、呼吸法では向上が望めない体力が高まり、日常生活が余裕を持って送れます。また、心臓や血管が柔らかくなり、生活習慣病が防げたり、筋肉がよく働いて骨も強くなったりと、体を自由に動かし、身のまわりのことが自分でできます。運動で認知機能も向上します。

さらに、呼吸法と同じか、それ以上に気分転換・ストレス発散も図れることは皆さんもご存じのとおりです。これは、β－エンドルフィンなど、呼吸法とは異なる脳内神経伝達物質が分泌され、よりポジティブな精神的効果を生みだすからです。また、仲間とスポーツすることでコミュニケーションが図れるなど、社会的効果も大きいといえます。運動は代謝性疾患や循環器系疾患などの病気の治療や予防にも使われており、「運動は医学である"Exercise is Medicine"」ともいわれています。

運動では運動強度が上がってくると、交感神経が興奮します。でもそれは一過性のもので、不安などのように軽い交感神経緊張が絶え間なく続くわけではありません。そして、運動終了後に副交感神経が一斉に強く働き、呼吸法と同じように体を休めます。そのような自律神経のメリハリが、健康には不可欠です。ずっと副交感神経だけが働いてる状態（＝ずっと休息）や、軽度の交感神経緊張が続く状態は、決していい状態とはいえません。

ゆっくり呼吸とともに、適度な運動を心がけることが、心身の健康のためにとても効果的であることは間違いありません。

この本の読者は中高年の方も多いと思います。呼吸循環機能、神経筋機能をはじめ、体の諸機能は加齢とともに低下します。これは加齢とともに生物学的に諸機能が低下すること（経年劣化）と、歳を取って運動不足になることが重なって生じます。運動不足で体力は低下しますし、心筋梗塞などの虚血性心疾患や、脳梗塞などの脳血管疾患は、運動不足による動脈硬化が主な原因と考えられます。また、動かないでいると筋肉が落ち、筋力が弱って自力移動が困難になる「虚弱（フレイル）」になります。さらに、骨折などで体を動かせなくなると、認知症が起こりやすいことも皆さんご存じのことでしょう。それに対し、ジョギングや速歩き（インターバル速歩）などの有酸素運動により、血管の柔軟性が増して血管系疾患を防いでくれます。また、筋力トレーニングでとくに脚の筋肉を鍛えれば、フレイルは防げます。さらに、頭を使いながら有酸素素運動を実施する二重課題（コグニサイズ）のトレーニングで、高齢者の認知機能が向上することは、エビデンスになっています。ぜひ、いろんな運動に取り組んでください。

とはいいながら、皆さんの中には、なかなか運動しない・できない方もいらっしゃるのではないでしょうか。厚生労働省の「令和元年国民健康・栄養調査結果の概要」によると、運動習慣がある人（1日30分以上の運動を週2回以上実施し、1年以上継続している人）は、男性で33・4%、女性で25・1%しかなく、年齢別でみると男性では40歳代、女性では30歳代がもっとも低く、それぞれ18・5%、9・4%となっています。ただし、60歳以降になると平均より運動する機会が増え、70歳以上では男性で42・7%、女性で35・9%の人に運動習慣があります。これは、仕事や子育てを卒業して、やっと時間ができて、慌てて運動を始めているケースが多いのではないでしょうか。また、せっかく運動を始めても、しんどいから、忙しくなったからなど、途中で止めてしまう人も多いのではないでしょうか。

運動で怪我をして運動できなくなることもあります。私は以前にバドミントンをしている時に、アキレス腱を断裂してしまったことがあります。運動は100%安全とはいえず、健康を害することもあります。

いきなり運動はハードルが高いという人は多いでしょう。そこで、いつでも、気軽に、一人でも、指導者も不要で、つらくならずに、安全に健康を高めてくれるのが、「呼吸法」です。

まずは呼吸法から始めてみましょう。呼吸法を行うことで、体へと意識が向かい、次は運動も行ってみようという気持ちになると思います。

（2）「こころとからだ」にいい呼吸法とは、鼻吸気・呼気長めのゆっくり呼吸

これまで、いろいろな呼吸法について述べてきました。また、世間ではいろんな呼吸法が紹介されています。それらは、科学的に効果を確かめられているとか、科学者が推薦文句を書いているといった場合もありますが、かなり胡散臭《うさん》いものもあります。そこで、どれがいい悪いなどの評価は避け、いろんな呼吸法における共通項を見つけ、それに科学的な根拠を加えた呼吸法を考えてみましょう。ただし、この本の目的は「呼吸を科学すること」であり、呼吸の指南書ではありません。私自身、その呼吸法をずっと実践しているわけではありませんので、○○呼吸法などと名付けたり、宣伝するつもりもありません。

皆さんでこれから紹介する呼吸法を実践しながら、自分に合った方法を見つけてもらえればと思います。

健康のための呼吸法として必要なものは、次のとおりです。

〈1〉立位でも座位あるいは仰臥位でもいいので、背筋を伸ばし、姿勢を正しくします。

〈2〉全身をリラックスさせます。

〈3〉ゆっくり、少し深めの呼吸を意識します。手はお祈りの時のように両指を組み合わせ、お腹の上などに置きます。目は閉じるか、時計の秒針を見るのに集中してください。

〈4〉まず、鼻から息をゆっくり大きく吸っていきます。その時、腹筋はゆるめ、お腹がぷーっと膨らみ、胸郭全体も前に膨らませるように意識します。いっぱい吸ったなと思うところ(感覚として最大の8割程度)まで吸います。これが、腹式呼吸+胸式呼吸です。

〈5〉吸い終わったところで、1秒から数秒息を止めてもいいですし、止めずにすぐ呼気に移ってもどちらでも構いません。

〈6〉ゆっくり口から空気を吐き出します。この時、吸気の倍以上の時間をかけます。吐き切る少し手前までで十分です。

〈7〉フゥーと言いながら少し口をすぼめながら吐くと、肺胞が膨らみやすくなります。まわりに人がいてやりにくいときは、鼻から吐いても構いません。


時間の目安としては、10秒に1回の呼吸が科学的にはよさそうなので、そのペースを目標にしましょう。吸気3秒、1秒休息、呼気6秒が一つの目安です。

時間や比率はいろいろ変えてみて、自分に合った、いちばんリラックスできる長さと深さの呼吸を見つけてください。

最初は、時計の秒針を見て実施し、慣れてくればなくてもできるはずです。また、酸素不足で息苦しくなったり、過換気で指先がしびれたりしないよう、できる範囲で注意しながら3～5分程度続けます。できれば、1日2回以上実施しましょう。これは、仕事の合間のリフレッシュに最適です。慣れてきたら、プレゼン前の緊張する時などにも実施してみましょう。

(3) 胸郭ストレッチで疲労や老化を防ぐ

呼吸法だけではなく、胸郭ストレッチもやってみてください。加齢によって、あるいは1日中同じ姿勢を続けることで、胸郭は固くなってきます。ストレッチで胸郭を柔らかくできれば、大きな呼吸ができるようになりますし、波及効果で、肩こりなどの疲労回復など、心身のリフレッシュにもなります。胸郭ストレッチと同じような意味で、呼吸筋ストレッチという言葉も使われていますが、いちばん重要な呼吸筋である横隔膜は、普通の筋肉とはまったく異なる構造をしているので、関節を曲げたり伸ばしたりして、筋や腱を引っ張って伸ばす、一般的なストレッチはできません。横隔膜がよく伸びるのは、大きく息を吸って横隔膜が下がるのと同時に（腹式呼吸）、胸式呼吸で胸郭を前に広げたときです。これは先ほど説明した「ゆっくり呼吸法」で可能です。

胸郭まわりのストレッチとは、基本的には上半身のストレッチです。第1章で見たように呼吸には、胸、腹、首、肩、背中など、胸郭まわりのさまざまな筋を使います。さらに腱などの結合組織も胸郭に含まれます。そのため、これら全体を伸ばす必要があります。

スポーツのさいによく行われる静的ストレッチは、安静状態で、関節を曲げる、または伸ばすことにより、関節の可動範囲を増やし、縮んだ腱や筋を伸ばすことを目的としています。そのため、安静状態で反動をつけず、じわーっとゆっくり20秒ほど伸ばすこと、そして呼吸を止めずに行うことがポイントです。ただし、呼吸をしながらとなると、呼吸筋を使うことになり、呼吸筋は安静ではなくなります。そのため、胸郭ストレッチを行うさいの呼吸は、いつ吸って吐いたらいいか、少し難しいですね。

詳しいやり方は、独立行政法人環境再生保全機構のホームページの「呼吸筋ストレッチ体操」というページ（https://www.erca.go.jp/yobou/event/r02remote02/index.html）で紹介されています。そちらを参考にしてください。ここでは、あまり呼吸は気にせず、止めないように浅く呼吸することを意識し、20秒程度じわーっと伸ばす、一般的な上半身のストレッチを紹介します。

①両肘を張って手の平を前に向けて両手を重ね指を交差させ、手の平を上に向けて両腕を頭の上に上げていき、そのままななめ後ろに伸ばします（肋骨縦方向や肩）。

②背中の後ろで両手を組んで、後ろに伸ばして胸を開きます（胸郭の横方向）。
③少し前傾し、①と同じように両肘を張って手の平を前に向けて両手を重ね指を交差させ、腕を前方に伸ばします（背中）。
④頭の上に両腕を上げ、片手でもう一方の手の手首を握ります。そのまま横に引っ張ります（脇腹）。これを左右実施します。
⑤前を向いたまま、ゆっくり首を横に倒します。元に戻し、今度は真横を見るように首をゆっくりと捻《ひね》ります。左右実施します（首）。次に天井と床を見るようにゆっくり前後に動かします。
⑥両腕を上に伸ばして、頭の真上で両手の甲を合わせ、さらに真上に伸ばします（肩）。

このように、上半身のさまざまな部位を、無理しない範囲で20秒ほどじわーっと伸ばしてみましょう。それだけでかなりいい胸郭・上半身のストレッチになると思います。これは座ったままでもできます。仕事の合間にすれば、肩こりや腰痛の解消やリフレッシュになります。また、お風呂上がりの体が温まっている時にすれば、柔軟性向上に効果的です。

これらのストレッチを、ぜひ、やってみてください。あとは呼吸法と同じく、続けることです。「継続は力なり」です。

あとがき

呼吸についてさまざまな観点から話をしてきました。私自身、運動時の呼吸が主な研究対象だったため、安静時までを含め、ここまで広く深く、呼吸について書いたことはありませんでした。また、このように呼吸全般について、一般の人向けに科学的かつわかりやすく書かれた本を、見たことがありません。ふだん何も気にせず無意識に行っている「呼吸」について、理解を深めていただけたでしょうか。

本書の中で書きましたが、健康に関連する話や商品は、科学的根拠が乏しいまま、効果があると一方的な観点から語られたり、宣伝されたりすることが少なくありません。この本では、極力、中立の立場をとり、エビデンスに基づいた現段階での話を紹介するようにしました。時代が進めばエビデンスも変わる可能性もありますが、どの立場をとるかは、最終的には受け取る側の判断に任されています。

この本を書き始めた2020年6月から1年経過した2021年6月は、まさに新型コロナ禍にありました。自粛・緩和の繰り返しで、美味しいものも食べに行けない、旅行にも、レジャーにも行けない、そんな生活が1年以上も続き、まだ続くのかと思うと、気が滅入ります。でも、明けない夜はありません。日本は第二次世界大戦、そして最近では阪神淡路大震災、東日本大震災をはじめ、数々のどん底、悲劇から立ち直ってきました。きっと、以前の、いやそれ以上に素晴らしい世界が待っていると信じましょう。この本が、そんな激動の世の中で、何かの役にたてれば幸いです。

実はこの本を書いている途中で、私自身があらためて呼吸のありがたさを実感する出来事がありました。新型コロナ禍が一旦落ち着きを見せた2020年9月の終わりに、喉が痛く、39℃も熱が出ました。すぐに近くの医院で唾液PCR検査を受けましたが、陰性でした。しかしその後も夜になると37・5℃前後の熱が出て、咳が止まらない時もありました。総合病院でCTを撮って診てもらった結果、細菌性肺炎で、新型コロナによる肺炎ではないと診断されました。CT画像を見せていただきましたが、肺の下部の肺胞がきれいに白くなっていて、水（浸出液）が溜まった状態でした。医師の話では、新型コロナの肺炎では、肺胞まわりの間質が壊れて、患部の画像がすりガラス状になるとのことでした。しかし、まさか、呼吸の本を書いている自分が肺の病気になるなんて……。

肺炎＝入院というイメージですが、息切れがすることもなく、普通に日常生活ができており、酸素飽和度の値も正常だったので、通院で抗生物質の投与だけで2週間ほどで完治しました。ふだんから持久力トレーニングを週2回ほど行っていたことから、肺の機能が高かったために、軽症ですんだのかもしれません。あらためて日常の運動の重要性と、呼吸機能には余裕があるということを実感しました。でも呼吸器疾患は、ある限度を超えると急激に悪化し、死に直面することもあります。やはり呼吸を軽んじてはいけません。

研究の話になりますが、名古屋大学に就職した1980年代終わりから、恩師である宮村實晴先生（現・名古屋大学名誉教授）が立ち上げた、「呼吸研究会」という、運動と呼吸や循環に関する研究者の集まりで、幹事・事務局長の役を務めてきました。呼吸と循環のパラメーターは同時に測定されることが多く、酸素を組織に送る両輪としてこの二つは密接にかかわっています。

この30年で見ると、運動と呼吸に関する研究は少なくなり、運動と循環、または代謝に関する研究が優勢になっているといえます。脳梗塞や虚血性心疾患、高血圧症などの血管系疾患に対する運動の治療・予防効果が認められ、直接的な社会的貢献が高いことから、運動と循環の研究が優先されてきました。しかし、新型コロナ禍で呼吸の重要性が見直されている現在、この本を読んで呼吸のおもしろさに心惹かれた人たちが、まだまだわからないことが多い呼吸についての研究を志してくれたらと思います。

最後になりましたが、恩師であり、私を呼吸の研究の世界に導いてくださった宮村先生、運動生理学のおもしろさを知り、研究を始めるきっかけを与えてくださった、伊藤一生先生（神戸大学名誉教授）、森谷敏夫先生（京都大学名誉教授）に深く感謝申し上げます。また、共同研究者である名古屋大学・片山敬章先生をはじめ、数え切れないほど多くの先生方、また、院生、元院生の皆さんに支えられてここまで来ることができました。ありがとうございました。そしてこの企画を持ち込み、ずっとサポートしていただいた、講談社の柴崎淑郎さんには、大変お世話になりました。心から御礼申し上げます。

【ら行】

【わ行】

【ま行】

【や行】

【な行】

【は行】

【た行】

【さ行】

【か行】

さくいん

【数字・アルファベット・記号】

【あ行】

N.D.C.491　294p　18cm

ブルーバックス　B-2184

呼吸《こきゅう》の科学《かがく》
いのちを支える驚きのメカニズム

2021年10月20日　第1刷発行

著者　石田《いしだ》浩司《こうじ》

発行者　鈴木章一
発行所　株式会社講談社
〒112-8001　東京都文京区音羽2-12-21
電話　出版　03-5395-3524
販売　03-5395-4415
業務　03-5395-3615
印刷所　（本文印刷）凸版印刷株式会社
（カバー表紙印刷）信毎書籍印刷株式会社
製本所　株式会社国宝社

定価はカバーに表示してあります。

ISBN978－4－06－525858－3

発刊のことば

科学をあなたのポケットに

二十世紀最大の特色は、それが科学時代であるということです。科学は日に日に進歩を続け、止まるところを知りません。ひと昔前の夢物語もどんどん現実化しており、今やわれわれの生活のすべてが、科学によってゆり動かされているといっても過言ではないでしょう。

そのような背景を考えれば、学者や学生はもちろん、産業人も、セールスマンも、ジャーナリストも、家庭の主婦も、みんなが科学を知らなければ、時代の流れに逆らうことになるでしょう。

ブルーバックス発刊の意義と必然性はそこにあります。このシリーズは、読む人に科学的に物を考える習慣と、科学的に物を見る目を養っていただくことを最大の目標にしています。そのためには、単に原理や法則の解説に終始するのではなくて、政治や経済など、社会科学や人文科学にも関連させて、広い視野から問題を追究していきます。科学はむずかしいという先入観を改める表現と構成、それも類書にないブルーバックスの特色であると信じます。

一九六三年九月　野間省一